初めてのけいれん
さあどうするか

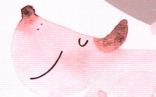

著

榎 日出夫

聖隷浜松病院てんかんセンター長
小児神経科部長

中外医学社

は じ め に

コンセプトは「けいれん」の実地臨床

　この本は「初めてのけいれん」にターゲットを絞りました。けいれんの初期対応の要点は救急の教科書に載っていますよ。でもね、それを読んで実際に行動できるか。知識を持っていても、行動に活かすことができなければ結果は得られません。ここに教科書の限界があります。教科書にはない、ニッチな領域を狙った実用書。教科書には書けない裏話。それが本書のコンセプトです。

　ただし、学術書ではないことを、あらかじめお断りしておきます。この本は私の臨床経験をまとめたもので、エビデンスに基づく解説書ではありません。ひとりの臨床家として、こんなふうに診療してますよ。私の日々の実践を紹介し、「初めてのけいれん」についての考え方をお伝えするつもりです。

「けいれん」初期対応のヒント

　けいれんは、ありふれた症状です。病院には毎日のように救急搬送されてきます。小児科の待合室で子どもがけいれんを起こす。お母さんは大慌て。ドラマですよねぇ。

　医師として、初めてのけいれん、さあどうするか。できれば毅然とし、スマートに対応したいですよね。

　けいれんは、多くの疾患に合併します。いろんな診療科で遭遇する機会は多いはず。研修医、救急医、小児科医、神経内科医、脳外科医。それだけじゃない。すべての診療科にかかわる病態です。プライマリケアを実践する上でも、避けては通れません。

　私は小児神経科医として子どものてんかんを担当して、かれこれ30年あ

まり。毎日、てんかんばかり診ているわけですから、「けいれんの初期対応」といえば得意技。初期診療として、何をどう判断すべきか。まさに真骨頂。ところが、みなさんの中には、ちょっと荷が重いっていうドクターも多いでしょうね。

問診技術を磨こう

どんなけいれんが、いつ出たのか。問診、問診、問診。

診察室内でけいれんを目撃することは滅多にありません。何が起きたのか。話を聴いて想像するしかありません。ここに、けいれん性疾患の難しさがあります。聞き取りには独特の工夫を凝らしていきます。さもないと診断の方向性が定まりません。この本では「診断を外した事例」を通じて問診のヒントを紹介していきます。

姉妹書

この本は前著「てんかん診療　はじめの一歩」（中外医学社、2016 年）の姉妹書です。前著のテーマは「てんかん」。本書では「初めてのけいれん」に焦点を当てました。

視点が異なるとはいえ、書いてる人間は同じだし、根幹のコンセプトも揺るぎませんから、姉妹に似たような切り口が見えたとしても、ご容赦くださいね。

2017 年 3 月

榎　日出夫

目　　次

けいれんは続いているか

　突然、けいれんを起こした患者が救急搬送されてきました。家族は大慌て。私たちはどう対応すればよいでしょうか。

　まず、判断すべきは、けいれんが続いているかどうか。持続していれば、けいれん重積状態です。迅速な対応が求められます。しかし、実際のところ、大半のけいれんはそんなに長く続きません。1〜2分か、せいぜい数分以内。多くの場合、救急車が病院に到着した時点で、けいれんは止まっています。治まった後であれば、慌てず、じっくり考察を進めていきましょう。

　でも、本当に、けいれんは止まっているのか。

　実は「けいれんは続いているか」どうかの判断。これが結構、難しいんですよ。

救急車でけいれん　まず何から始めるか

Q: けいれん患者が救急搬送されてきました。まず何から始めますか。
A: けいれんが続いているのか、止まっているのか、判断する。

続いているのか、止まっているのか

　　続いていれば、けいれん重積として緊急に対応します。まず、けいれんを止めましょう。抗けいれん薬静注が原則です。見ているだけでは、けいれんは止まりませんよ（コラム：押さえて、止める、5 ページ）。迅速に行動しましょう。静注薬の使い方は 22 ページで解説します。一方、すでにけいれんが止まっている場合、慌てることはありません。何が原因で、どんなことが起きたのか。病態をじっくり考察していきましょう。

常套的な対応では足りない

　　初期診療時点で素早く判断し、次の行動に移る。初期の判断次第で、その後のフローチャートが全く異なってきます。救急の教科書では、さまざまなチェック項目があげられていますね。まず身体所見では、意識の評価、呼吸状態、顔色、麻痺、体温、血圧、脈拍数など。そして検査

神経救急　2 つのポイント

けいれんが続いている

判断できるか
判断の根拠は何か

JCOPY 498-22882

所見では血液生化学検査、心電図、SpO_2 のほか、必要に応じて脳画像検査（頭部 CT、MRI）や脳波。まあ、こういった、いわば救急の王道をいく「常套的な」対応だけでは、足りない場面があります。

何が足りないのか。

> ・「けいれんが続いているかどうか」の評価が重視されていない
> ・どのようにして「続いている」と判断するのか、示唆がない

最近は米国から輸入された行動プロトコルが浸透してきました。小児では PALS（Pediatric Advanced Life Support）が有名ですね。個人的意見としては、定番的なプロトコルでは意識や呼吸・循環状態の評価が重視されているため、そればっかりに囚われる傾向があるように感じます。救急のプロは、そんなことはないと言われるでしょうが、初心者だと混乱しそうです。いや、きっと、混乱してるに違いありません。

けいれんを適切なタイミングで止めるコツ

てんかん重積状態でも四肢にけいれんを生じない場合があります。発作*1 にともなって意識レベルは低下し、呼吸が悪化します。

発作が続いているから意識が悪い、呼吸が悪い

---

*1 発作

突発的に出現する一過性の症状が「発作」です。日本語の「発作」はかなり広い概念を含んでおり、脳神経系以外の分野でも用いられます。英語の seizure は「発作」と訳されます。Seizure はてんかん性機序の脳の症状を指していますので、日本語の「発作」とは必ずしも一致しませんね。

いろいろな用語があります。Convulsion、cramp、seizure、fit とか。「けいれん」に相当するのは convulsion、cramp です。Convulsion は脳起源の筋収縮ですが、cramp は脳起源性以外のものも含みます。Seizure は脳起源性ですが、非けいれん性のものを含んでいます。

用語の意味には曖昧な部分もあり、本書ではあまり厳密に区別していない場面も出てきます。几帳面な専門医からは叱られてしまいそうです。この本は教科書ではないので、そのあたり、鷹揚にいきたいので、あしからず。

という発想が必要です。この視点を欠くと、どんな困った事態に陥る
か。重積発作では、ただちに静注薬で発作を止めなければなりません、
ところが、基盤の病態が発作であると見抜けなかった場合には、なかな
か「止める」という作業を実行できません。症例1（6ページ）、症例2
（9ページ）は、そうしたケースです。抗けいれん薬静注までのタイミ
ングが遅れ、結局、重積を長引かせてしまいました。「コラム：押さえ
て、止める」は極端な例外としても、けいれんを適切なタイミングで止
めるには、実は、ちょっとしたコツが要るのです。順次、説明していき
ましょう。

てんかん専門医の心得 1

けいれんは
まだ続いているか
もう止まったか

JCOPY 498-22882

押さえて、止める

　ずいぶん昔、ある病院の夜間救急外来で子どもの発熱の急患を診ていたときのこと。急に周りが騒がしくなりました。30 代男性が初発のけいれんで救急搬送されたのです。子どもの方は軽症で、じきに診察が終わって、さあて救急外来を立ち去ろうとしたら、内科の当直医先生はまだ取り込み中です。看護師と 2 人で患者の手足を押さえ、「○○さあーん」と大声で呼び続けている。声をかけて意識状態を確認してるのかな。でも、この状況、もう何分も続いている。ひょっとして、この先生、力ずくで押さえ込んで、けいれんを止めるつもりか？　ややっ、どうやらそのようです。ぐいぐい押さえています。

　小児神経科医の出番です。ジアゼパム静注、速やかにけいれん消失。この患者さん、結局、くも膜下出血で他院に転送しました。

　初期診療として、何をどう判断し、どのように行動すべきか。けいれんが続いていたら、まず、止める。これが原則。行動しなければ結果は得られません。

発作はまだ続いている

四肢に硬直がなくても、発作は持続していることがある。

☀ 静かに続く発作

　「けいれん」って聞くと「泡を吹いて手足をバタバタして倒れる」というイメージがありますよね。こういう発作は見た目が派手で、目撃者の印象に強く残りますから、

　　　けいれん　＝　手足バタバタ　という思い込み

も仕方ないでしょうね。まあ、確かにそういう発作もあるのですが、もっと「静かに」発作している場合も、結構、あるんです。静かでも発作ですし、長引けば重積です。

　　　静かすぎて、発作が続いていることに気づかない

　そういうケースを紹介します。

症例1 ひっそり続いていた重積状態

　11ヵ月男児です。初発の無熱性けいれんで救急搬送されてきました。お母さんは自転車の補助椅子に子どもを乗せたままスタンドをかけようとして、失敗。自転車ごと倒れ、子どもは頭部を打撲。直後に全身のけいれんが出現したのです。病院に到着したとき、四肢のけいれんは止まっていました。頭部CTに異常はなく、経過観察目的で入院することになりました。入院にあたり静脈ルートを確保してほしいと脳外科医A先生から依頼があり、そこで初めて私は救急外来に呼ばれたのです。じゃあ、ルートを取りましょう。あれっ、パッと見て、なんだかおかしいぞ。

JCOPY 498-22882

実は、まだ続いていた

　みなさんなら、どうですか。発作が持続しているかどうか、初診時にパッと見て、視診で判断できるでしょうか。「てんかん専門医の心得1」は、「けいれんは　まだ続いているか　もう止まったか」でしたね。続いていれば重積ですから、早急に止めましょう。この症例ではA先生に「まだ続いている」ことを告げ、静注直後に顔色が回復する瞬間を確認させました。A先生に「見せつけ」て、反省を促したわけです。重積状態を見逃して、発作を止める前にCTを撮りに行ってはいけません。順序が逆です。先に発作を止めなきゃね。

　さあ、このケースで「まだ続いている」と判断した根拠は何でしょうか。次の症例2と併せて考えていきましょう。

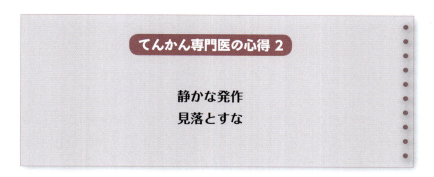

てんかん専門医の心得 2

静かな発作
見落とすな

開眼か、閉眼か

開眼していれば、発作の可能性が高い。
閉眼していれば、発作ではないだろう。

眼の状態を観察しよう

　本当に発作なのかどうか。眼を見れば、結構、判定できるんですよ。

　発作中に眼が開いているかどうか。四肢にけいれん様の動きがあっても、その最中に「閉眼」していれば、真の発作ではない可能性が高いのです。逆に、「開眼」していれば、真の発作の可能性が高くなります。後者では、四肢に硬直があるかどうかは問いません。つまり、

　　　四肢に硬直がなくても、開眼していれば発作

の可能性が高いと考えるのです。

　たとえば症例 1 （6 ページ）。頭部打撲直後には四肢にけいれんを認めていました。このけいれんは搬送中に治まり、救急外来に到着したときには、むしろ脱力していました。初期対応した脳外科医 A 先生は、

　　　四肢の脱力をみて、「けいれんは止まっている」と判断

したわけです。ここで眼の状態を観察していれば、

　　　開眼している

ことに気づいたはずなんですがね。あるいは、脳外科医ですから瞳孔をチェックしていた可能性もあります。そのとき、「開眼」は不自然だと感じるセンスがあればよかったんですが。だって不自然でしょ。ぐったりして反応せず、意識障害ですよ。

　　　意識障害患者が開眼、これは不自然

と感じるべきですね。次の症例 2 も同様に不自然です。

JCOPY 498-22882

深昏睡患者が開眼している

5歳の男の子です。プールで元気に遊んだ後、帰りの車の中で眠っていて嘔吐。繰り返し吐きましたが、この時点では返事が可能で、支えられて歩くことができました。10分ほどすると呼びかけに反応しなくなり、救急搬送されました。救急外来初診時、意識レベルは深昏睡。開眼し、両眼球が左へ偏位。四肢は脱力。顔面蒼白で、皮膚に網状チアノーゼを認めました。ただちに末梢ルートを確保したのですが、痛み刺激に反応しません。血液検査と頭部CTに異常はみられません。CT検査終了後、左半身にけいれんが出現しました。ジアゼパム静注で速やかにけいれんは抑制され、眼球偏位が解消し、閉眼しました。嘔吐からの全経過は約1時間でした。

意識障害患者が開眼しているか、閉眼しているか

中堅の小児科医B先生が担当したケースです。カルテには神経学的所見が細かく記載されていました。所見の要点を 表1 にまとめました。

表1 救急外来初診時の所見 (症例2)

意識	Japan Coma Scale 300
眼	開眼　眼球左方偏位
四肢	脱力
外観	顔面蒼白、網状チアノーゼ

小児科医B先生のカルテより

表1 で最も特徴的な所見は何でしょうか。それは、

深昏睡患者が開眼している

ことですよ。気づきましたか？　症例1でも、

意識障害患者が開眼、これは不自然

でしたね。症例２は「通常の深昏睡ではない」と考えなければなりません。では、何なのか、というと、

四肢に硬直がなくても、開眼していれば発作

と判断するのです。このケースでは発作の最終段階に至ってようやく左半身けいれんを生じました。発作の前半では開眼し、眼球偏位を認めますが、四肢は脱力しています。四肢に硬直がない状態でも重積状態であり、止痙治療が必要です。

重積と気づけば静注薬で発作を止める

　救急外来の慌ただしい中で、このポイントに気づくかどうか。Ｂ先生はきちんと神経学的所見をとっており、開眼していることも把握していたのですが、「発作だ」とは気づいていません。発作である、すなわち重積状態であることに気づけば、ただちに静注薬で止めるべきなんですが、残念ながら、静注薬は使用せず、先に頭部 CT を撮りに行きました。「何だかよくわからないが、顔色が悪い、意識障害の子ども」という認識で、意識障害の精査の一環として CT をオーダーしたのです。そうこうしているうちに、最終的にはけいれんをきたしました。Ｂ先生、この時点で初めて「けいれん性疾患である」ことに気づいて、静注薬で発作を止めました。結局、１時間かかっています。もっと早い段階で重積状態と判断すべき事例です。

眼を見ればわかる

　深昏睡とは「痛み刺激に反応しない」レベルの意識障害です。痛み刺激を加えても目が覚めない状態をさします。「目が覚めない」ということは「目が開かない」ってことですよね。

　もう、わかりましたか。そうです。普通なら「深昏睡患者は閉眼」しています。ところが、症例２は「痛み刺激に反応しないが、ずっと開眼」なのです。発作が続いているのかどうか、眼を見ればわかります。

JCOPY 498-22882

深昏睡
痛み刺激に反応しない
針を刺しても目が覚めない
目が覚めない ⇒ 目が開かない

症例 1 も同じですね。四肢のけいれんは自然に止まりましたが、ずっと開眼しっぱなしですから、重積状態が続いているのです。眼に注目していれば、どちらのケースも、もっと早い段階で判断できたはずです。

発作が終わったらどうなるか。疲れて、ぐったりして眠りますね。そのとき眼は閉じています。軽い発作では発作後に眠らないこともあり、ぼんやりしていて受け答えは不十分です。この場合は開眼していますが、眼はキョロキョロ動き、瞬目もみられ、ときには視線が合うこともあるでしょう。発作が続いている場合とは眼の様子が違います。

では、どうして「開眼していたら発作」なのでしょうか。その病態について次のセクションで続けましょう。

てんかん専門医の心得 3

開眼か、閉眼か
しっかり眼を見よ

COLUMN

事例検討のルール

　症例1と2。初期対応に苦労しています。重積状態でしたが、すぐに止めることはできませんでした。

　学会発表では「成功例」を出しますよね。珍しい症例をきちんと診断できたとか、難治症例を工夫して治療を成し遂げたとか。これも価値はあるんですが、失敗例だって大切です。失敗から学ぶことは多いはずです。でも、そういう話は学会や教科書に出てきません。この本では積極的に失敗例を紹介していきます。

　ここで大切なことは、「犯人捜しじゃない」ってこと。「誰がやったのか」を問い詰めるのではなく、「どうすれば防げるのか」。

　今後の診療のヒントを得る。そのために、あえて失敗例から学ぼう。それが事例検討の掟です。

事例検討の掟

何が 起きたのか

なぜ 起きたのか

どうすれば 防げるのか

~~誰が やったのか~~

JCOPY 498-22882

きっと陽性症状があるはずだ

「あるはずのない徴候が出る」は陽性症状。
「あるはずの機能が欠落する」は陰性症状。

● てんかん発作は脳の過剰興奮

　てんかん発作の病態は「脳の過剰興奮」です。脳の一部または全体が興奮することにより発作をきたすのであって、脳活動が低下しているわけではありません。発作で意識レベルが下がり、倒れる。そのとき正常な脳機能は失われていますから、「脳の機能低下」とも解釈できます。だからといって、脳が活動しなくなっているわけではありません。「脳の活動低下」ではないのです。

機能低下だが活動低下ではない

なんていうと、言葉の遊びみたいで申し訳ありません。適切な脳活動の範囲を超えて過剰に興奮し、正常な脳機能を維持できなくなって、その結果、倒れる、と考えてください。

● 陽性症状と陰性症状に分けて理解する

　神経系の病気には「陽性症状」と「陰性症状」があります。

陽性症状	＝	あるはずのない徴候が出ること
陰性症状	＝	あるはずの機能が欠落すること

　たとえば「けいれん」や「不随意運動」は陽性症状です。一方、「脱力」や「感覚脱失」は陰性症状です。こんな具合に神経症状を大別して

理解していきましょう。

　てんかん発作は「脳の過剰興奮」です。「興奮」により陽性症状を伴います。発作中に様子を詳しく観察すれば、体のどこかに陽性症状があるはずです。きっと、あります。たとえば、眼はどうでしょうか。

眼の状態を観察しよう

　発作中に開眼していたとしましょう。開眼するためには眼瞼を挙げなければなりません。当然、筋収縮が必要ですね。**筋収縮は陽性症状**と解釈するのです。

　眼球の位置も同様に考えていきましょう。眼球が右ないし左へ偏位、あるいは上転していれば、筋収縮ですから陽性症状です。

　たとえば症例１。救急外来到着時には四肢は脱力していました。しかし、開眼状態が続き、瞬目もありません。陽性症状ですね。症例２も同様です。発作の前半では脱力していましたが、開眼し、眼球が偏位していました。

☀ 陽性症状は症候学的診断に有用

　「気を失って倒れた」という患者さんを想定しましょう。てんかんの場合もありますし、そうでない場合もあります。「倒れた」というだけでは、てんかんかどうか、まだわかりません。てんかんなら、倒れたとき、どこかに陽性症状があるはずです。

　特に眼は重要です。しっかり観察しましょう。

開眼か、閉眼か

眼球がどこかに寄っていないか

　「意識を失っているが、開眼」していれば、眼瞼に陽性症状があることになります。眼球が右とか左とか、あるいは上に向いていれば、それも陽性症状です。陽性症状があれば、てんかん発作の可能性が高くなります。

　逆に、体のどこにも陽性症状がなく、ただ単に倒れて意識がない、と

JCOPY 498-22882

いう場合は、てんかん発作ではない可能性が高いですね。てんかん発作の場合は「全身すべて陰性症状のみ」ということは考えにくく、陽性症状がどこかに存在するはずです。陽性症状が陰性症状と混在していてもかまいません。

「気を失って倒れた」患者さんは、てんかんの外来に紹介されることが多いです。どこかに陽性症状があるのかどうか、発作を目撃した人から状況を聞き出すことができれば、診断の確率は高くなります。陽性症状が全くない場合、すぐにてんかんを考える必要はありません。

てんかんかどうか判断する重要な根拠のひとつです。

陽性症状を探せ

ただし「陽性症状 ＝ てんかん」とは即断できません。

症例3

ピクピクする乳児

生後1ヵ月の乳児。けいれんを主訴に紹介されてきました。新生児期から毎日繰り返しています。自宅で撮影されたビデオを拝見したところ、数分間にわたり断続的に四肢がピクピクしてますが、一度も眼を開けませんね。「眠っているときですか？」と問うと、「いつも寝たときです」。

治療は要りませんよと説明し、経過をみました。生後2ヵ月で症状は消えました。

睡眠中でも発作時には開眼する

てんかんなら、睡眠中に発作が始まると、眼を開けることが多いのですよ。全例とまではいえませんが、かなり高確率で開眼します。症例3では発作が始まっても眠ったままで、つまり、眼は閉じたままです。てんかんではなく、benign neonatal sleep myoclonus と診断しました。

良性の病態です。「病態」というよりも生理的現象がちょっと強く出た、と理解した方がよいでしょうね。以前、同様の症例で発作時脳波を解析したことがありますが、もちろん、脳波異常はありませんでした[1]。

ところで、症例3では「開眼・閉眼」だけで診断したわけではありません。**四肢の「ピクピクするリズム」**も診断に有用でした。これについては別のセクションで取り上げることにしますね（94ページ）。

もちろん脳波は有用

発作が続いているかどうか。もちろん、脳波は有用です。四肢に硬直がなく、ぼーっとして意識が回復しない。てんかん発作が続いているから意識状態が悪いのか、あるいは発作はもう止まっているのか。意識障害の病態評価に脳波は役立ちます。たとえば症例4では脳波が役立ちました。

> **症例4**
>
> ### 緊急脳波でてんかん発作と診断
>
> 6歳男児が嘔吐し、その後、意識レベルが低下しました。A病院に救急搬送され、Japan Coma Scale 300、四肢は脱力、開眼して両眼球が右へ偏位していました。緊急脳波でてんかん性発作時変化を確認し、重積状態と診断。ミダゾラム静注で頓挫しました。ここまで全経過3時間でした。後日、てんかんの治療目的で当院を紹介されました。

重積は早く止めたい

症例4はてんかん重積状態と診断され、静注薬で頓挫されています。緊急脳波が実施されており、すばらしい救急医療です。ただ、ひとつだけケチをつけるとすると、時間がかかりすぎていること。3時間は長すぎました。脳波は救急外来ではなく脳波検査室で記録されています。検

JCOPY 498-22882

査開始までに時間がかかったようです。

　そんなに時間がかかるんなら、先に静注して発作を止めてはどうか。あるいは、検査室が空くまで待たずに、救急外来で脳波をとってはどうか。そんな感想をもちました。私が、せっかち過ぎるのでしょうか。

　脳波をとれば、確かによくわかります。でも、緊急に脳波を記録できないときにはどうするのか。待つのか。

　検査を待たなくても、症候学的診断で重積と判断する、その方法が、

　　　　きっと陽性症状があるはずだ

このポイント。知っていれば、救急外来できっと役に立ちますよ。

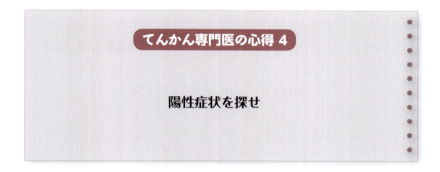

てんかん専門医の心得 4

陽性症状を探せ

文献
　1）太田穂高，榎日出夫，岡　牧郎，大塚頌子．Benign neonatal sleep myoclonus の 1 例．脳と発達．2006; 38: 283-6.

けいれんが続くとき

診察時点でけいれんが続いていたら抗けいれん薬静注の準備を開始する。
持続 5〜10 分以上では積極的に治療介入を行う。

重積の歴史的定義は「持続 30 分以上」

けいれんを診ても慌てる必要はありませんよ。ほとんどの場合は 1、2 分程度で自然に止まります。ところが、まれに重積状態に進展することがあります。重積の定義については、さまざまな意見があり、歴史的には「30 分持続で重積」という考え方が支配的でした。30 分続いていれば重積ですから、ただちに抗けいれん薬で発作を止めます。しかし「30 分で重積」と定義してしまうと、じゃあ 25 分だと治療介入しなくてよいのか、ということになりかねません。多くの場合は数分以内でけいれんは止まるのですが、逆に数分で止まらない場合には、最終的に重積に進展する可能性を考えなければなりません。

30 分待つ必要はない

待合室でけいれんを起こした子どもを、ただちに診察する。けいれんが続いていたら抗けいれん薬静注の準備を開始する。静脈ルートを確保し、注射薬を用意していれば、ここまでで数分かかります。準備が整った段階で、まだけいれんが続いていたら、すぐ静注です。30 分待つ必要はありませんし、悠長に待つドクターもいないでしょう。

ということになると、「30 分」と定義しても、しなくても、臨床医の実際の行動には影響がないことになります。臨床医の行動とは、すなわ

JCOPY 498-22882

ち治療です。医師が診察したときに続いていたら、すぐに治療行為を開始するわけですから、定義が30分だろうが、そんなことは治療には関係しません。臨床の「実地」において、「30分」という定義は大した意味をもたないのです。

☀ 「実地用定義」という最近の考え方

「熱性けいれんガイドライン2015」[1] では熱性けいれん重積状態について、このように記載されています。

発作が5分以上持続している場合を薬物治療の開始を考慮すべき熱性けいれん重積状態の operational definition（実地用定義）とする。

通常のけいれんなら短時間（5分未満）で治まるはずです。5分たっても止まらない場合は長時間続く（つまり重積に進展する）可能性が高くなるので、この時点で薬物治療を開始して発作を止めましょう、という考え方です。

ILAE（International League Against Epilepsy、国際抗てんかん連盟）は2015年にてんかん重積の定義を改訂しました[2]。改訂版では視点の異なる2つの定義が用意されています 表2 。

---

t1: これ以上続けば自然には止まらず、遷延して重積に進展するであろうから、治療を開始すべき時間
t2: 重積発作による後遺症をきたす可能性のある時間

さらに発作型によって細分類しています。t1は、強直間代発作のように「四肢のけいれん」を伴う重積では5分、意識減損のみの部分発作の重積では10分です。二次性全般化発作もt1は5分ですよ。一方、

重積	２つの視点
治療開始	5〜10分
後遺症	30分

表2 てんかん重積の実地用定義（ILAE 2015）

	t1 発作活動が持続的となり 遷延するとみなされる時間	t2 発作の後遺症*をきたす おそれのある時間
強直間代発作重積	5分	30分
意識障害を伴う 部分発作重積	10分	＞60分
欠神発作重積	10-15分	不明

*神経損傷、神経細胞死、神経ネットワークの変容、機能障害

(Trinka E, et al. Epilepsia. 2015; 56: 1515-23[2]) より)

t2は歴史的定義そのものですね。けいれん性の重積の場合、t2は30分です。

　実地用定義には「5分」あるいは「10分」という考え方があるので、このセクションでは「持続5〜10分以上では積極的に治療介入を行う」といたしました。

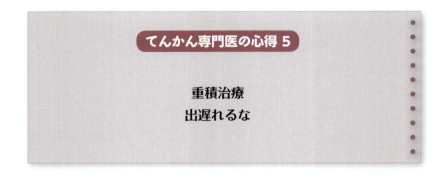

てんかん専門医の心得 5

重積治療
出遅れるな

JCOPY 498-22882

文献

1) 日本小児神経学会, 監修. 熱性けいれんガイドライン 2015.
   http://minds4.jcqhc.or.jp/minds/febrile_seizures/febrile_seizures.pdf
2) Trinka E, Cock H, Hesdorffer D, et al. A definition and classification of status epilepticus – Report of the ILAE Task Force on Classification of Status Epilepticus. Epilepsia. 2015; 56: 1515-23.

けいれん重積の薬物治療

> けいれん重積への救急治療の原則は抗けいれん薬の静注である。
> 静脈ルート確保が難しいときは点鼻や注腸も可能である。

　この本は救急の教科書ではありませんので、けいれん重積の集中治療はさらりと流して他書に譲ります。知識の羅列は本書の目指すところではなく、実際の行動へのヒントを狙っています（コラム：行動の結果によって報酬を得る、59 ページ）。でも、まあ、重要な項目ですから、簡潔にまとめておきますね。

けいれん重積に対する静注薬

　第一選択薬はジアゼパム（セルシン®、ホリゾン®）です 表3 [1, 2]。ミダゾラム（ミダフレッサ®）を推奨する意見もありますね。いずれもベンゾジアゼピン系薬剤です。初回のジアゼパムで発作が抑制できない場合、もう一度、追加することが可能です。また、ジアゼパム無効の場合には追加の静注薬としてミダゾラムも選択肢となります。しかし、同種薬を追加しても効果が得られない可能性がある一方、呼吸抑制のリスクが増しますので注意が必要です。

　第二選択薬はホスフェニトイン（ホストイン®）、フェノバルビタール（ノーベルバール®）が推奨されています。これらの薬剤は作用持続時間が長いので、群発けいれんに対しても有効です。ジアゼパムは作用時間が短く、群発けいれんに対しては不適切ですから、発作のたびに繰り返し使うことは避け、第二選択薬を選択します。

　第三選択薬はチオペンタール（ラボナール®）、チアミラール（イソゾール®）です。私はチアミラールを使用しています。

JCOPY 498-22882

けいれん重積治療　静注薬

第一選択薬	ジアゼパム ミダゾラム
第二選択薬	ホスフェニトイン フェノバルビタール
第三選択薬	チオペンタール チアミラール

静脈ルートを確保できない場合

　非静脈的治療法としてミダゾラムの鼻腔・口腔内投与（0.3 mg/kg）が可能です。速効性が期待できます。初めて使ったとき、結構、早く効いて驚きました。ジアゼパム注射剤の注腸（0.2～0.5 mg/kg）も可能です。いずれも保険適応外使用となります。

　ジアゼパム坐剤（ダイアップ®）、フェノバルビタール坐剤（ワコビタール®、ルピアール®）、抱水クロラール坐剤（エスクレ坐剤®）は効果発現までに時間がかかります。救急外来で目の前のけいれん重積を直ちに止めるという目的では使用できません。あらかじめ用意しておいたジアゼパム坐剤を救急搬送前に自宅で使用することは可能です。

ジアゼパム注射薬の使い方

　急速に静注すると呼吸抑制をきたしやすいので、ゆっくり注射してください。混合できない製剤であり、原液で使用します。輸液製剤に混ざると結晶が析出しますよ。ルート内で白濁するので、フラッシュが必要です。血管痛が強く、患者に意識があれば、かなり痛がります。

☀ ミダゾラムの使い方

　　静注、持続静注、鼻腔・口腔内投与が可能であり、投与方法が多様です。水溶性であり、輸液製剤と混合可能なため持続静注が可能です。血管刺激性もありません。製剤としてはジアゼパム注射薬よりも使いやすい薬剤ですね。

☀ フェニトイン、ホスフェニトインの使い方

　　従来、けいれん重積に対する第二選択薬としてフェニトイン（アレビアチン®）が使用されてきました。しかし、フェニトイン静注薬には欠点があります。pH 12 の強アルカリで、浸透圧比が 29（生理食塩液に対する比）と高いため、血管侵襲が大きいのです。血管炎を起こしやすく、静脈ルートの維持が困難になります。血管外に漏れると皮膚損傷の可能性があります。血管痛が強く、意識のある患者に苦痛を与えます。希釈して pH が低下すると結晶が析出します。このような理由から、特に小児では使用が困難でした。私は長らくフェニトイン静注を選択したことがありません。

　　ホスフェニトインはフェニトインのプロドラッグです。フェニトインの欠点が改良されています。pH 8.5〜9.1、浸透圧比 1.9 で、希釈して使用可能です。組織傷害性が軽減され、血管侵襲の心配がなくなり、小児でも使いやすい製剤です。ホスフェニトインを入手できる現状では、もはやフェニトイン静注の役目は終わったと考えます。

　　催眠作用がなく、意識レベルが保たれるメリットがあります。けいれん重積の背景に急性脳症が存在するのかどうか、初診時には判断が難しいことがあります。けいれんを止めた後、意識障害が遷延する場合は急性脳症の可能性があります。催眠作用の高い薬剤を使用してけいれんを止めた場合、薬剤によって意識回復が遅れているのか、あるいは急性脳症か、判断に迷うことあります。発作抑制後の意識状態の評価という点

JCOPY 498-22882

では、ホスフェニトインが有利です。

静注用フェノバルビタールの使い方

　適応症は「てんかん重積状態」「新生児けいれん」です。新生児に適応があり、広い年齢層に使用することができます。もともとフェノバルビタール注射薬は筋注用製剤しかありませんでした。新生児に筋注は避けなければならず、適切な製剤がなく困っていました。新生児領域における要望が汲み取られ、静注用製剤が発売された経緯があります。

　小児においても、呼吸循環への副作用は目立ちません[3]。安全性は高いと考えられますが、バイタルサイン（血圧、脈拍数、呼吸数）を確認しながら 10 分以上かけてゆっくり静注します。

ホスフェニトインと静注用フェノバルビタールのどちらを選ぶか

　ホスフェニトインは 2 歳以上が適応です。私は 2 歳以上ではホスフェニトイン、2 歳未満では静注用フェノバルビタールを原則としています。ただし、静注用フェノバルビタールは催眠作用が高く、ときに傾眠が遷延することがあります。経過から急性脳症が疑われ、発作抑制後の意識レベルを確認したい場合にはホスフェニトインが有利です。

抱水クロラールの使い方

　抱水クロラール末も入手可能ですが、通常は坐剤または注腸キットを使用します。適応は「理学検査時における鎮静・催眠」「静脈注射が困難なけいれん重積状態」です。エスクレ坐剤のカプセルはゼラチンを含有しており、ゼラチンアレルギーの既往がある患者には使用できません。

　私は軽症胃腸炎関連けいれんに抱水クロラール坐剤を使用し、高い効果を確認しています[4]。下痢の状態でも 20 分程度で効果が得られます。群発傾向を有する発作の場合には選択肢のひとつとなります。

表3 けいれん重積治療に使用する静注薬剤

一般名	投与量
ジアゼパム	0.3〜0.5 mg/kg
ミダゾラム	静注 0.15 mg/kg
	持続静注 0.1〜0.4 mg/kg/時
フェノバルビタール	15〜20 mg/kg（新生児けいれん 20 mg/kg）
ホスフェニトイン	22.5 mg/kg（2 歳以上）
チオペンタール	3〜5 mg/kg
チアミラール	3〜5 mg/kg

（てんかん治療ガイドライン 2010[1], 大澤真木子ら. 小児内科. 2006; 38: 236-43[2], 添付文書より）

文献

1) 日本神経学会. てんかん治療ガイドライン 2010. 医学書院; 2010.
2) 大澤真木子, 林 北見, 山野恒一. けいれん重積の治療ガイドライン. 小児内科. 2006; 38: 236-43.
3) 菊池健二郎, 浜野晋一郎, 小一原玲子, 他. 小児けいれん重積およびけいれん頻発における静注用 phenobarbital の有効性と安全性. 脳と発達. 2010; 42: 304-6.
4) Enoki H, Yokota T, Nagasaki R, et al. Single-dose chloral hydrate for benign convulsions with mild gastroenteritis. Epilepsia. 2007; 48: 1026-8.

JCOPY 498-22882

血液検査で何を見るか

> Q： 初発のけいれん患者が救急搬送されてきました。
>
> 　血液検査で最も重要な項目は何ですか。
>
> A： 血糖と電解質です。

正解者皆無の難問

　この Q&A、結構、難問なんですよ。けいれん患者の救急車が到着する直前に、救急外来で初期研修医に質問してみます。最も大切な項目はどれでしょうかって。研修医は何て答えると思いますか？

　一番多いのが「CRP です」って回答ですね。

　「ほかには？」って尋ねると、次の答えは「白血球です」。

　「もっと、ほかにあるだろ？」と、ぐりぐり問い詰めると、「肝機能です」。困り果てた研修医の最後の答えは、だいたいこれに決まってます。ただし、近頃はあまり問い詰めるとパワハラと言われかねませんからね、ご注意を。

　検査項目がたくさん並んでいる。それぞれの項目で、意味の重みが違うはずです。感染症なら CRP や白血球に注目するでしょうが、けいれんでは何が重要か。特に「初めてのけいれん」の場合には基盤の病態が不明ですから、慎重な判断が必要です。

　正解は「血糖・電解質」。

　血糖・電解質の異常を見逃すと痛い目に遭います。頻度は高くありませんが、緊急度が高く、ただちに対応が必要ですからね。緊急度の高い病態から順に考えていくという姿勢が必要です。

　「正解者皆無」と書いちゃいましたが、実は、いままでに、わずかな

がら正解者がいました。優秀な研修医です。

　では、血糖・電解質の異常を見逃すと、どんな痛い目に遇うのか。次の症例を紹介しましょう。

症例 5

血液検査の結果はきちんと確認する

　生後5ヵ月から無熱性けいれんを繰り返している男児です。総合病院小児科で脳波をとり、異常はありません。てんかんと診断され、バルプロ酸を開始されました。しかし、発作は止まりません。難治性てんかんの治療目的で、2歳のとき当院へ紹介されました。

　初診時の問診で、たびたび異常眼球運動をきたすことがわかりました。代謝異常を疑って精査し、高インスリン血性低血糖症と診断しました。

注目していないと見逃す

　たくさん並んだ検査項目の中から、異常値を一瞬で見つけ出す。手慣れた臨床医なら毎日やっているルーチンワークです。簡単な作業のようですが、あらかじめ注目していないと、異常値に気づかずってこともあります。CRPや白血球に注目していると、血糖値が低いことに気づかないのですね。何度も採血してるのに、低カルシウム血症に気づいてもらえず、てんかんとして治療されていた子どももいましたね。

いきなり「てんかん」と決めつけない

　「けいれん」患者をみたら、すぐに「てんかん」を想定するのは悪い癖ですよ。やめてください。特に「初めてのけいれん」で救急搬送されてきた場合には、いきなり「てんかん」と決めつけてはいけません。てんかんよりも緊急度の高い、他の病態から順に鑑別していくべきです。

「けいれんだ」「てんかんに違いない」「てんかん専門医に回しとけ」では、患者もてんかん専門医も大迷惑。なんで低カルシウム血症の鑑別までてんかん専門医がやらなきゃならんのか。

無熱性けいれん　≠　てんかん

特に「初めてのけいれん」では慎重に。血液検査をきちんと実施し、結果をしっかり確認していただきたいです。

「血糖・電解質」の異常に伴うけいれんは急性症候性発作であり、てんかんではありません。急性症候性発作の考え方については、第5章で解説いたします（168ページ）。

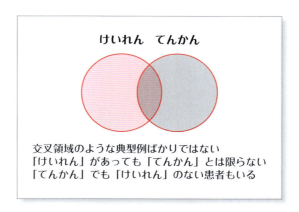

けいれん　てんかん

交叉領域のような典型例ばかりではない
「けいれん」があっても「てんかん」とは限らない
「てんかん」でも「けいれん」のない患者もいる

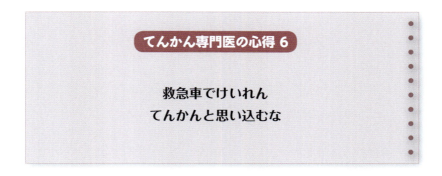

てんかん専門医の心得 6

救急車でけいれん
てんかんと思い込むな

COLUMN

怖くて診てられない

当直で、けいれんの患者が来ると、死んじゃうんじゃないかと心配で診てられない、何とかしてくれ。

小さな病院に勤めていたとき。医局会で他科のドクターから糾弾されました。全科当直の病院でしたので、他科の先生が当直の夜に、たまたま救急車で子どもが運ばれてくるってこともあったのです。

「死んだりしませんよ、大丈夫ですよ」と答えても、なかなか納得してもらえません。小児科医はけいれんの扱いに慣れています。しかし、他科のドクターはほとんど経験がなく、初期診療として何をどう判断すべきか、きちんと教育を受ける機会がないんですね。知らないから、怖い。怖いから、診たくない。

実際に、けいれんで死に至ることがあるのでしょうか。確かにそういうケースも想定できます。何か死につながる病態が背景にあって、そこから派生してけいれんを生じている場合です。具体的には、脳卒中や脳腫瘍など、中枢神経系の器質的疾患に伴う二次的なけいれんですね。一方、てんかんはどうでしょうか。てんかん発作そのもので死に至ることは、まず、ありません。ない、とまでは言い切れませんが、例外的なケースです。

熱性けいれん、てんかんなら、「大丈夫ですよ」で済むのですが、「初めてのけいれん」の場合、器質的疾患による二次的なけいれんかもしれません。緊張感をもって対応し、背景の病態を鑑別していきます。「死んだりしない」「大丈夫だ」と高をくくってしまうのも禁物ですが、そうかといって、診てられないというほど怖い症状でもありません。

どこで誰がけいれんを起こすかわかりません。全診療科の患者がけいれんをきたす可能性をもっています。初期対応のポイントを知っておいて損はないでしょう。

いつ　何をしているとき

2

　第1章では、いま目の前で発作が続いている患者さんへの対応を取り上げました。第2章では、すでに発作が終わって、ふだんの状態に戻った患者さんへの対応です。

　どんな発作が起きたのか。診察室では、その患者さん、発作間欠期ですから何も症状がありません。医師が発作を目撃する機会は滅多にないですね。何が起きたのか。本人や発作を目撃した人から聞き取って評価していきます。

　てんかん診断とは、結局、問診技術の積み重ねです。もちろん、検査所見も参考になるのですが、診断の大勢は問診で決まります。スマートに問診を進めるために、どこに注意すればいいのか。ちょっとしたコツを紹介しましょう。

時間の流れ

発作が始まる前から、終わった後まで、時系列で確認する。

● 「発作の様子を教えてください」で終わっていませんか

どんなふうに問診しましょうか。目撃者にどのように質問しますか。こんな具合でどうでしょうか。

「発作の様子を教えてください」。

すると、目撃者は発作の様子を語り始めます。こんなふうになって、あんなふうになって。発作の詳細が明らかになり、医師は満足。これで問診、めでたく完了。

では、ダメなんですね。この段階で「発作中」の様子が判明しましたが、それで終わってはいけません。まだ確認すべきことは、たくさん残ってますよ。

● 「時間の流れ」に沿って聞き取る

発作が始まる前はどうだったでしょうか。元気で、何事もなかったのか。何か誘因があったのか。何をしているときだったのか。時間帯は朝昼夜、いつだったのか。発作が終わった後はどうですか。すぐ元気になったのか。しばらく眠っていたのか。

時間の流れをつかむのです。「発作前」、「発作中」、「発作後」。3つのパートが揃って、ようやく発作症候の全容が明らかになります。

「発作前」、「発作中」、「発作後」、時系列を確認する

JCOPY 498-22882

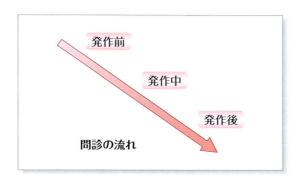

発作前

発作中

発作後

問診の流れ

発作直前の様子

　「発作前」の状態はどうだったか。気になりませんか。どういう状況で発作が始まったのか。私は、どうしても、そこを知りたいですね。

　　　いつ、発作がありましたか
　　　そのとき、何をしていましたか

直前の状況を知りたいのです。

いつですか

目が覚めているときですか、眠っているときですか

目が覚めて、それで、何をしていましたか

遊んでいるときですか

走っているときですか

テレビを見ているときですか

　「いつ」「何をしているとき」に発作が出たのか。第2章では「発作前」の状況にフォーカスを当てて問診技術の向上を図っていきますね。

てんかん専門医の心得 7

いつ
何をしているとき

JCOPY 498-22882

いつですか

発作はいつ出現するか。覚醒時か、睡眠時か。

🔆 出現しやすいタイミング

てんかんの種類によって、覚醒時、睡眠時、どちらに発作が出やすいか、偏りがみられることがあります。朝、覚醒してすぐの時間帯に多かったり、寝入りばなだったり。症候群ごとに一定の傾向が知られています 表4 。

非てんかん性の発作と、真のてんかん発作との鑑別でも、覚醒時・睡

表4 主な発作型と好発時間帯

てんかん症候群	発作型	好発時間帯
WS	てんかん性スパズム	覚醒（寝起き）
LGS	強直発作	睡眠
	ミオクロニー発作	覚醒
	脱力発作	覚醒
	非定型欠神発作	覚醒
PS	複雑部分発作	睡眠
BECTS	単純部分発作	睡眠（入眠期、覚醒直前）
Gastaut	視覚発作	覚醒
CAE	定型欠神発作	覚醒
JME	ミオクロニー発作	覚醒（朝）
GM on	強直間代発作	覚醒（朝）
FLE	複雑部分発作	覚醒＜睡眠

WS：West 症候群、LGS：Lennox-Gastaut 症候群、PS：Panayiotopoulos 症候群、BECTS：中心側頭部棘波を示す良性てんかん、Gastaut：遅発性小児後頭葉てんかん（Gastaut 型）、CAE：小児欠神てんかん、JME：若年ミオクロニーてんかん、GM on：覚醒時大発作てんかん、FLE：前頭葉てんかん

眠時という区分けは役立ちます。

思春期のストレス

　中学生女子。1年ほど前からけいれんを繰り返していました。他院で脳波異常を認めず、「思春期のストレス」と診断され、薬物治療は受けていませんでした。次第に発作頻度が増加し、ある日、群発。救急車で当院へ搬送されました。

榎：「いつ、けいれんが出ますか？」

母：「眠っているときです」

　実際の発作は口角から上肢へ広がるけいれんでした。発作間欠期にてんかん性脳波異常を認め、さらに、発作時脳波でもてんかん性変化を確認しました。前頭葉てんかんと診断し、抗てんかん薬を開始したところ、開始当夜から発作は抑制されました。

「検査異常なしは心因性」と決めつけない

　かかりつけ医では脳波異常がないことから、てんかんを否定され、心因性非てんかん性発作（psychogenic non-epileptic seizure, PNES）とみられていました。

　この子は中学に入ってから不登校だったこともあり、家族は「ストレス」との説明に納得されていたようです。しかし、その日、けいれんが群発したので救急車を要請しました。

　当院救急受診時の問診で、「すべての発作は睡眠中」であることがわかりました。PNES は覚醒時に出現しますよね。このケースでは睡眠中のけいれんですから、心因性ではなく、まず、てんかんを考慮すべきでした。しかし、前医では脳波に異常がなかったので、心因性と結論されてしまったのです。

JCOPY 498-22882

False positive/negative

EEG spike
(＋) ➡ 「てんかん」とは
　　　　　　断定できない

(－) ➡ 「てんかん」は
　　　　　　否定できない

　　　　脳波異常　≠　てんかん

　脳波異常と、てんかん。両者は大いに関係がありますが、イコールで
はありません。

脳波では診断できない

　発作間欠期の脳波に異常がないからといって、てんかんを否定するこ
とはできません。逆に脳波異常があっても、それだけでてんかんとは確
定できません。False positive、false negative どちらも多いので、脳
波って、やっかいなんですよね。脳波の利用方法については「第4章
脳波は諸刃の剣」で詳しく述べていきます。
　症候学的にてんかん発作とみなされる症状を繰り返した場合には、て
んかんと診断することができます。本例では、口角から始まるけいれん
であることを問診で聴取し、てんかん発作に矛盾しないと判断しまし
た。
　　　　「検査に異常なし ＝ 心因性」という早合点
は慎まなければなりません。検査は万能ではなく、検査所見の扱いは総
合診断の中で判断すべきです。
　　　　「検査偏重 ＋ 問診軽視」は失敗する
　なお、このケースでは発作時脳波を記録していますが、たまたま入院
したのでとってみただけです。てんかんの全例で発作時脳波を記録する

ことは、現実的ではありません。問診で発作症候確認した時点でてんかんの診断を確定すべきです。

　「いつ、発作が出ますか」という簡単な質問だけで、診断がガラッと変わりました。この質問を欠かさないようにしましょう。脳波は重要ですが、頼りすぎてはいけません。問診をおろそかにしてはならないのです。

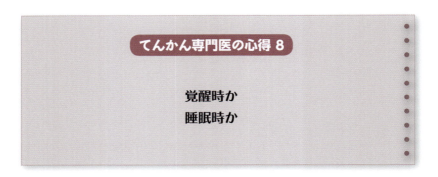

てんかん専門医の心得 8

覚醒時か
睡眠時か

JCOPY 498-22882

何をしているときですか

覚醒時の発作では直前の状況を確認する。

眼が覚めているときですか？　何をしてましたか？

発作が起きる時間帯はいつでしょうか。覚醒時の発作ですか。じゃあ、眼が覚めて、何をしていたときですか？　具体的に聞いていきましょう 表5 。

表5 何をしているとき

遊んでいるとき
走っているとき
テレビを見ているとき
食事中
入浴中
学校で授業中

発作前の状況に一定の傾向があるか

発作を繰り返しているなら、出現タイミングに一定の傾向があるかどうか。症例6のようにすべて睡眠中という場合もあるし、タイミングはバラバラという場合もあります。次の症例の発作は、いつも同じ状況で出現していました。

症例7

遊んでいるとき

生後10ヵ月男児が、頻回の無熱性けいれんを主訴に紹介されてきました。さっそく問診です。

榎：「いつ、何をしているときに発作が出ますか」

母：「大喜びで遊んでいるときです」

おもちゃで機嫌良く遊んでいて、とても喜んでいる状況で両上肢が震

えるのです。意識障害はない様子で、倒れたりしません。身震い発作と
診断し、治療不要とお話ししました。

興奮したときにブルブル震える

　身震い発作（shuddering attack）は乳幼児期に発症する不随意運動
の一種です。興奮、怖れ、怒りなどの心理的要因に誘発されて、ブルブ
ルと数秒間震えます。てんかんではなく、脳波異常は伴いません。症例
7 は、症状を詳しく問診すれば、明らかに身震い発作と考えられます。
症候学的に身震いに矛盾しなければ、通常の診療では脳波検査なしで経
過をみてもよいと考えます。しかし、このケースでは紹介元のドクター
からどうしてもと頼まれて、発作時脳波を記録しました。ビデオ脳波を
とりながら、おもちゃで遊ばせていると、出ました。発作です。脳波に
は変化がありません。もちろん、発作間欠期の脳波にも異常はみられま
せんでした。

　良性の病態で、治療は不要です。

　おそらく、それほど稀ではないと思っているのですが、正確な頻度は
わかりません。見た目があまり病的ではないので、そのまま、特に受診
していない患者さんが多いのではないでしょうか。

　逆に、ちょっと神経質な親御さんだと病院を受診するのかな。いや、
言い方がまずいですかね。じゃあ「神経質な親御さん」ではなく「観察
力に秀でた親御さん」でどうでしょう。当院でも身震い発作で何人かの
子どもで脳波をとりましたが、半分くらいはドクターのお子さんでし
た。ドクターは神経質、おっと、観察力に秀でてますからね。

JCOPY 498-22882

てんかん専門医の心得 9

**何をしているとき
発作の直前を確認せよ**

団扇で扇いだとき

　生後6ヵ月女児。団扇で顔を扇ぐとブルブルと震えます。団扇を止めると治まる。また扇ぐと始まる。再現性ありです。とても嬉しそう。ははぁ、身震い発作ですね。

　実は、うちの娘です。

　1歳半のとき、また発作が出ました。妻と二人で海外旅行に行ったんです。その間、おばあちゃんに家に来てもらいました。両親が居なくても、おばあちゃんと二人で娘はむずかることもなく過ごしていたそうです。数日後、帰国し、自宅に帰ったとき。玄関ドアを開けたら、たまたま、そこに娘が立っていたんですね。私の姿を見た瞬間、ブルブルブル、震えました。立ったまま倒れません。ははぁ、これも身震い発作ですね。

　久しぶりに父の姿を見て、そこで初めて「おとうちゃんは、しばらく居なかったが、たった今、戻ってきた」ことに気づき、きっと歓喜で震えたに違いない。そう信じています。

　いや、急に誰かが玄関から侵入してきて、怖れて震えたのではないはずなんですが。

　ちなみに脳波はとってません。

　団扇で誘発された身震い発作の乳児例を紹介しました。

JCOPY 498-22882

走っているとき

運動中に出現した意識消失発作は循環器疾患を鑑別する。

その意識消失発作は神経か、循環器か

　気を失って倒れた患者さん。神経か、循環器か。どちらでしょうか？

　てんかんの外来には意識消失発作の患者さんが、たびたび紹介されてきます。

　　　意識を失う　＝　脳の病気（つまり、てんかん）

確かにそういうこともありますが、「＝」というわけにはいきません。繰り返します。大切なポイントは、

　　　いつ、何をしているとき

特に注意したいのが運動中に倒れた場合です。

　　　てんかん発作は運動中には出現しにくい

　てんかん発作は、どちらかというとリラックスしたときに出やすく、運動中には出にくいのです。偶発的な発作が運動中に出ることもありますから、「ない」とは言えませんが、非常に稀です。

　「非常に稀」ですから、運動中に倒れた患者さんを、いきなりてんかん専門医に紹介するのはやめてください。運動中なら、まず循環器から調べましょう。なぜって、循環器疾患の方が重篤で、緊急度がぐーんと高いのですから。

　　　運動中の発作、てんかん外来に送るな

　運動中の意識消失発作で「てんかん」を想定すると、いかに危険か。次の症例は、よい教訓になるでしょう。示唆に富むケースですよ。

運動中の意識消失発作		
てんかん	➡	稀
循環器疾患	➡	重篤

重篤な疾患を先に鑑別する

症例
8

走っていて倒れた

10歳男児。学校で意識消失発作を2回繰り返しています。

1回目は運動会の練習で走っていて倒れました。このとき、けいれんがあったかどうか詳細は不明です。B病院脳外科で脳画像検査（CT、MRI）、脳波に異常を認めず、経過観察となりました。

2回目は数ヵ月後です。学校のプールで泳いでいて溺れました。すぐ教師が飛び込んで助け上げたとき、体がぐにゃっとしていたということなので、四肢にけいれんはなかったようです。B病院脳外科で脳波を再検しましたが、異常はありません。

検査に異常はありませんが、発作が2回あったので、てんかんを想定され、私の外来へ紹介されてきました。

2回の発作、いずれも運動中ですね。循環器疾患の精査を勧めました。小児循環器専門医による診断は、

カテコラミン誘発性多型性心室頻拍症

その後、循環器疾患として厳重に管理されています。

 ## 重大な循環器疾患だった

この症例を経験して初めて聞いた病名です。運動するとカテコラミンが出て、それに反応して心室頻拍をきたす疾患だそうです。このケース

JCOPY 498-22882

では運動負荷心電図で心室頻拍を認めています。

　運動中のてんかん発作ではなく、運動によって誘発された心室頻拍と、それに伴う失神だったのですね。

　1回目の失神では脳神経系精査で異常を認めず、経過観察となっています。その後も学校の体育に参加していました。そして2回目にプールで溺れたのです。いずれも命に別状なく、幸いでした。

　この疾患では心停止をきたす可能性があり、突然死のリスクとなります。てんかんより、ずっと怖い病気です。

　重大な病気を、先に鑑別すべきです。だから、

　　　運動中の発作、てんかん外来に送るな

なんですよ。

　運動中の発作は、神経か、循環器か。もうおわかりですね。てんかんの可能性もないわけでありませんが、重大な病気は循環器の方です。必ず、先に、循環器を調べてください。

てんかん専門医の心得 10

運動中
てんかん発作は稀

光を見たとき

点滅する光刺激は発作誘発の要因となり得る。

直前に光の刺激があったか

　光の刺激でけいれんを起こす。この現象は、わりと有名です。何といっても、この事件のせいです。

ポケモン事件　1997 年 12 月

　患者さんに説明するとき、「テレビアニメで」というと、「そうそう、そんなの昔あった」と、うなずくお母さん。もう 20 年も昔の出来事ですので、当時、子どもだったとしても、もう親になる年齢ですね。若い研修医と話していると、あのとき、あの番組、見てました、という世代です。

　ポケモン事件ではテレビ番組を見ていて、たくさんの子どもがけいれんを起こしました。同じアニメを見て、同じ時間帯に発症しており、視覚刺激による誘発であろうと、簡単に予想がつきます。実際に、その後の調査で、高率に光感受性が証明されています[1]。

光感受性

　光感受性って何でしょうか。光や模様などの視覚刺激によって誘発された発作を「光感受性発作」といいます。脳波検査で閃光刺激によって突発波が誘発される現象は「光突発反応」です。光感受性（photosensitivity）とは、光感受性発作を有する場合、あるいは光突発反応を示す場合を指しています。光感受性は遺伝的素因に基づくとされ、女性に多く認められます。年齢による変化が認められ、学童期後半から思春期が

JCOPY 498-22882

ピークです。

　ちょうどこの年齢の患者をみる場合、光刺激による発作かどうか、ルーチンワークで確認しましょう。そんなに難しく考えなくてもいいですよ。簡単な質問だけでよいのです。この本では何度も紹介しました。さあ、呪文のように繰り返し唱えましょう。

　　　　いつ　何をしているとき

　問診のたびに、ちゃんと唱えてくださいね。

点滅する光が誘因

　ポケモン事件では、カラフルな画面が点滅を繰り返しており、これが強い刺激となりました。この映像は 12 Hz の点滅でした。ちょうど、このくらいの周波数の点滅が発作を起こしやすいことがわかっています。点滅しない光、たとえば蛍光灯の照明では誘発されません（実際には点滅していますが、肉眼では点滅を感じません）。

　「パソコンをしていいですか」と質問を受けます。「静止しているパソコン画面は壁にかけられた絵と同じです、大丈夫です」とお答えしています。ただし、「動く画面」「模様」は危険な場合があります。

　「いつ、何をしているとき」と呪文を唱えて、発作の直前に光刺激があったか、その光は点滅してたかどうか、確認しましょう。

その発作、光かもしれない

　何をしているときですか。 表6 を順に見ていきます。テレビですか、ゲームですか、映画ですか。このあたりは理解いただけますよね。

　次はどうでしょう。トンネル、鉄橋。

　高速道路でトンネルを通ると、壁の照明が点滅しているように見えます。電車

表6 光感受性発作の誘因
テレビ
ゲーム
映画
トンネル通過
鉄橋通過
模様（縞、市松、渦巻き）

で鉄橋を通過するとき。鉄柱がシャッターのような効果を生じ、シャッ、シャッ、シャッ、と光の点滅が見えます。電車の速度と鉄柱の間隔、そして日差し。この三者の関数により、偶然にも刺激が強くなる場面があります。

　トンネルで発作を起こす患者さんは知っています。しかし、鉄橋の患者さんは、まだ診たことがありません。恩師から「鉄橋は危ない」と教わって以来、長年にわたり注意を払ってきたのですが、見つかりません。どうやら滅多にない事例のようです。

　このほか自然光でも発作が誘発される可能性があります。木漏れ日、波打ち際でキラキラした太陽光の反射など。ただし、いまだにそういう患者さんを実際には経験したことがなく、これも滅多にない事例のようです。

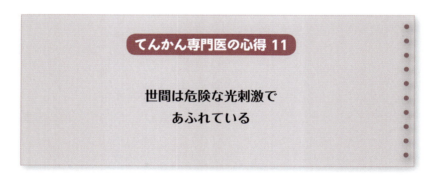

てんかん専門医の心得 11

世間は危険な光刺激で
あふれている

文献

1) Enoki H, Akiyama T, Hattori J, et al. Photosensitive fits elicited by TV animation: An electroencephalographic study. Acta Paediatr Jpn (continues as Pediatr Int). 1998; 40: 626-30.

JCOPY 498-22882

図形を見たとき

模様（縞、市松、渦巻き）による発作の誘発にも注意する。

学校で発作

　光感受性発作の誘因には、いろんな場面があります（ 表6 、47 ページ）。怪しいと思ったら、さらに詳しく聞いていきます。突っ込んだ質問をしないと、わかりませんよ。

　 表6 の最下段は「模様」です。光の点滅のほかに、模様を見て発作が誘発されることがあります。図形過敏性といいます。縞、市松、渦巻き。こうした図形が刺激になる場合があるのです。世の中には模様があふれています。そこらじゅうで遭遇します。発作のタイミングに再現性があり、いつも図形を見た直後だったかどうか。あるいは脳波学的に図形過敏性を証明できるかどうか。こういった検討を行っていきます。

　ここで図形過敏性が想定される症例を紹介します。学校で発作があった 3 症例を選びました。題して「シリーズ　学校で発作」。通り一遍の問診では診断できなかったに違いない、というケースですよ。

症例9

15 歳女子

「いつ、何をしているときに発作がありましたか？」
「学校の授業中です」
ここで終わってしまうと、何も解決しませんよ。もっと、しつこく。
「授業で何をしていましたか？」
「家庭科です」

まだ、終わりませんよ。さらに、突っ込みましょう。

「家庭科で何をしていましたか？」

「教科書を見てました」

さあ、あと一歩です。

「教科書で、何を見ていましたか？」

で、結局、何だったと思います？

編み物のステッチの図柄でした。市松模様です。

症例
10

14 歳女子

「いつ、何をしているときに発作がありましたか？」

「学校の授業中です」

「授業で何をしていましたか？」

「パソコンです」

「パソコンで何をしていましたか？」

「ソフトです」

その「ソフト」を持参してもらいました。生徒自作の PowerPoint の
ファイルです。画面に写真が貼り付けられていて、スライドが切り替わ
るたびにアニメーションでモザイクが反転します。市松模様が反転する
デザインでした。

症例
11

11 歳男児

「いつ、何をしているときに発作がありましたか？」

「学校の授業中です」

「授業で何をしていましたか？」

「国語です」

JCOPY 498-22882

「国語で何をしていましたか？」

「プリントです」

　その「プリント」を持参してもらいました。国語の長文読解です。小学5年生にもなると、長文はかなり字が詰まっています。これが縦縞模様に見えていたようです。この子は何度も発作を起こしていて、いつも国語のプリントでした。算数や理科のプリントで発作が起きないのは、紙面に隙間が多いからだろうと推測しています。

図形過敏性

　症例9と11では図形過敏性を脳波検査で確認しています。脳波を記録しながら眼前に模様を呈示すると、脳波異常が出現するのです。この検査法を図形刺激法といいます。実際の検査では縞模様を使用しました。このほか市松、渦巻きを使う方法もあります。図形刺激した上で、さらに閃光刺激を加えるという手法もあります。これは非常に刺激が強く、検査中にけいれん誘発のリスクが高いので滅多に実施しません。症例10では図形刺激は実施しませんでしたが、閃光刺激で光突発反応を認めています。

問診はワンパターンでよいが、しつこく

　いかがでしたか、「シリーズ　学校で発作」。診断のヒントはそこにあるんだけど、取りに行かないと手に入りません。正解を取りに行く、つ

> **診断のヒント**
>
> 正解はそこにある
> 取りに行って，手に入れよう
>
> 何をしているとき？

まり、突っ込んで尋ねる。執拗に追求する態度が必要です。

「シリーズ　学校で発作」の３症例。問診はワンパターンです。

いつ　何をしているとき

と、呪文を唱えるだけですよ。慣れてしまえば簡単です。

ただし、「授業中」とわかって、それで終わりじゃ正解にたどり着けません。もう一押し。何の授業で、どんなことをしていたとき。そこまで確認しましょう。

症例 10 を診察した前医（小児神経専門医）は、てんかん分類について「特定の症候群には相当しない」と判断していました。「学校の授業中です」と聞いて、そこで終わっています。この前医に限らず、みんな突っ込みが足りないんですね。惜しい。

症例 9、11 も同様です。「家庭科です」「国語です」とわかっても、それだけでは診断につながりません。徹底的にその場の状況を再現する。そのための情報収集です。

● 思春期患者ではミオクロニーを確認しよう

さて、症例 10 では、もうひとつポイントがあります。思春期女子で図形誘発の発作があり、脳波で光突発反応を検出したら、さて、何を考えますか。診断確定には、この質問を追加しましょう。

手足や体がビクッとしますか

はい、との返事。診断は「若年ミオクロニーてんかん」（juvenile myoclonic epilepsy, JME）です。今回のけいれん（強直間代発作）では図形過敏性が想定されます。これは図形により誘発された発作ですから「誘発性発作」です*2。いわゆる非誘発性発作（＝誘因を伴わない発作）としての強直間代発作は未発症です。しかし、ミオクロニー発作を繰り返しており、JME と診断しました。

---

*2 **誘発性発作**
　光（あるいは図形）による発作は、「誘発性発作」ですが、最新のてんかん定義では「てんかんと診断される誘発性発作」と解釈されています（161 ページ）。

JCOPY 498-22882

ミオクロニーは医師が質問しないとわからない

光突発反応や図形過敏性がないケースでも、思春期発症のけいれんでは、ルーチンワークとしてミオクロニー発作の有無を確認しましょう。質問しないとわかりませんよ。なぜって、ほとんどの患者は、それを病気だと思ってないから。自ら「体がビクッとする」とは申告してくれません。家族も気づいていないことが多いですね。ミオクロニー発作のみを主訴として患者が受診してくることも、たまにはありますが、かなり発作頻度が高い、一部の患者だけです。

情報収集の鉄則

診断のヒントは、ちゃんとそこにあるんですが、取りに行かなければ手に入りません。

情報をしつこく取りに行く

じっとしていては必要な情報が手に入りません。「取りに行く」という積極的な行動の結果として、正しい診断が得られます。

この仕事、刑事みたいでしょ。私は刑事役をそれなりに楽しんでいます。仕事は楽しくなくっちゃね。ただし、ほどほどが肝要。問い詰め過ぎて、怒り出した患者さんもいます。患者は犯人じゃないし、調子に乗り過ぎたなと反省しています。

刑事役は、ほどほどに

てんかん専門医の心得 12

呪文を唱えよ
いつ　何をしているとき

光を当てるな、ひきつけるぞ

　ずいぶん昔、私は 1 年目の駆出しでした。大学病院に入院中のてんかんの子どもが倒れて、頭部を打撲。幸い元気でしたが、縫合が必要で、外科の講師に依頼しました。

　患児を外科病棟に連れていき、さあ、処置です。周りには若手の外科医がずらり。1 年目の外科医のようです。そのうちの一人が処置用ライトを近づけた、そのときです。講師先生が大声で、

　「いかん、てんかんは光を当てるな、ひきつけるぞ」

　その瞬間、周りの人垣が崩れ、若手外科医が「おーっ」と声を漏らしながら、一斉に身を引きました。

　点滅光ではないので、けいれんは出ませんし、「ひきつけるぞ」と言われた途端に逃げ腰とは、いったいどういうこっちゃと憤りましたね。こっちは毎日、子どもの発作をたくさん見ているので、「ひきつけるぞ」と言われると、むしろ乗り出しちゃいますけど。

　「ひきつけ」に身を引く医師。これが現実。

　そんなに怖がらないでください。もし、ひきつけを見かけたら、しっかり観察してくださいね。

JCOPY 498-22882

叱られたとき

何が起きたのか、その場面を想像してみる。

患者の言葉に耳を傾ける

　　大切な姿勢ですね。患者の訴えを傾聴する。しかし、患者の言葉をそのままストレートに受け入れただけでは、正解にたどり着けない場合もあります。患者さんはこう言ってるけど、それはああいう意味じゃないか、という具合に解釈していかないとね。想像の度が過ぎると空想物語になってしまいます。後ほど登場する症例 19（124 ページ）は、まさに空想が過ぎたケースです。解釈しすぎはいけませんが、その一方で、解釈を重ねてこそ診断できるケースもあります。次の症例では、解釈に、ちょいとひねりを入れました。

症例 12

脱力発作の幼児例

　　5 歳から脱力する発作を繰り返している男児です。かかりつけ医で脳波異常を認めず、経過観察となりました。頻度を増すため、6ヵ月後に「複雑部分発作」の診断で紹介されてきました。

　　初診時の問診票にお母さんはこのように記入されました。

　　「体の脱力感があり、右の手足に力が入らなくなり、体が一時的に不自由になる。」

● その場面を想像してみたら

問診の基本です。例の呪文を唱えてくださいね。はい、どうぞ。

　　　　いつ　何をしているとき

いつですか？　覚醒時ですか？　睡眠時ですか？

何をしているときですか？

さっそく聞き取っていきましょう。

「いつ、何をしているときに発作がありましたか？」

「幼稚園で叱られたときや、いざこざがあったときです」

何のことか、さっぱり状況がつかめません。まだ、診断は無理ですよね。ここで諦めて、追求の手を緩めてしまうドクターが多いことでしょう。では、刑事役ならどうするか。そのときの本人の状況を想像してみましょう。患児はどうなっていますか？

　　　何をしているときか、その場面を想像する

「叱られた」「いざこざがあった」場面です。幼稚園で叱られている子どもの姿ですよ。どうですか？　再現ドラマを仕立てましょう。

「泣いたときですか？」

「はい、いつもそうです」

「何をしているとき」か、ようやくわかりました。**「泣いたとき」**だったのですね。そして症状は**「手足が一時的に不自由になる」**ですよ。ここまでくれば、診断は**「もやもや病」**で決まりですよね。

　このケースでは「泣いたとき」と聞いた段階で「てんかんではなく、もやもや病の可能性が高いので、MRIを撮りましょう」と説明しました。

JCOPY 498-22882

話を聴いただけで、ほとんど診断が決まる

そういう事例でした。

☀ 情報を取りに行け

この症例の紹介元は小児神経科医です。「**もやもや病では啼泣時に脱力する**」という知識はもっているに違いありません。一方、お母さんは「**泣くと症状が出る**」ことに気づいていました。でも、それが重要な特徴だとは認識されていないので、自発的には申し出られませんでした。

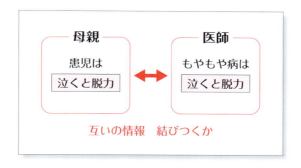

お母さんと担当医。それぞれ情報はあるんだけれど、残念ながら、すれ違い。両者の知識が結びつかないまま、半年が経過しています。

知識があっても、行動を伴わなければ、結果は得られない

診断のヒントはそこにある。でも、取りに行かないと手に入らない。正解を取りに行く、つまり、突っ込んで尋ねる。「コラム：行動の結果によって報酬を得る」（59 ページ）のように行動こそ重要です。

行動する、すなわち執拗に追求する態度が必要であることを、繰り返し強調しておきますね。ただし、刑事役は節度を持って、患者を犯人扱いしないように。自省の意味を込めて、これも繰り返し注意しておきます。

てんかん専門医の心得 13

何をしているとき
場面を想像せよ

JCOPY 498-22882

COLUMN

行動の結果によって報酬を得る

　勉強することは多いですね。医師となって30年余り。勉強してないと、すぐに知識が古くなります。学会や雑誌などでup-to-dateな知識を得ようとする努力は業務に必須です。ただ、それだけで十分じゃありません。なぜか。「報酬」というキーワードを基に考えてみます。

　ここでいう「報酬」には金銭的な収入も含みます。でも、私たち臨床医への報酬は金銭だけではありませんよね。仕事を通じた充実感、患者さんからの感謝の言葉、笑顔。何よりも、患者さんの病状が好転したという事実そのもの。こういった無形の喜びも報酬です。

　では、臨床医は何に対して報酬を受けるのか。知識でしょうか？　医師は勉強して、いろんなことを知っています。もっている知識に応じて報酬を受けるのか？　いえ、そんな甘いもんじゃないと思いますよ。知ってるだけで報酬を得るなんて、私たちは学者ではないし、それはないでしょう。臨床医の仕事は治療です。知識を活かして行動し、患者さんに価値を提供する。その結果によって報酬を得る。行動しなければ報酬はもらえない。そう、私は考えています。

　たとえば、けいれん重積。治療プロトコルを暗記していれば、薬剤選択や用量設定に事欠きません。では、症例1（6ページ）はどうですか。静注薬の知識はあっても、実際には使われませんでした。つまり、知識が行動に活かされていないのです。患者さんに価値を提供していないので、報酬はいただけません。症例2（9ページ）もそうですね。初期対応で行動すべきでしたが、ずいぶん時間がかかってしまいました。まあ、最終的には重積を止めていますから、少しは報酬をいただけますが、あまり価値は高くないですね。

　別の例を挙げましょう。近頃、妊娠可能女性への抗てんかん薬の選択が課題になっています。妊婦が避けた方がよい抗てんかん薬のリストを知っているかどうか。知識として持ち合わせていても、実際の現場で

は、そのリストの薬を処方している。そういう場面がとても多いのです。その薬で発作が止まっているなら、「発作消失」という価値を提供しているので、報酬もそれなりにいただけます。でも、妊婦に安全性が高い薬が別にあるとしたら、こっちに切り替えてはどうでしょうか。行動を起こしてこそ知識が活かされます。幸い、薬を切り替えても発作が再発しなかったとしましょうか。さて、価値が高いのは、どちらの結果か。

　私は欲張りです。報酬はたくさん欲しい。だから、行動します。

JCOPY 498-22882

元気がないとき

発作前の体調を確認し、誘因を探る。

体調はどうだったか

　発作前の体調はどうでしょうか。直前の体調を確認しましょう。何か、けいれんを起こすような要因があったかどうか 表7 。

けいれん ≠ てんかん

　初発のけいれんの場合、まだ、てんかんかどうかわかりません。発作の誘因を積極的に探しましょう。何か、きっかけがあったかもしれませんよ。

　てんかんで治療を続けている患者さんでも、発熱や嘔吐・下痢などの体調不良で発作が増えることがあります。現在の治療が不十分だから発作が起きたのか。あるいは体調不良に伴う、一過性の変動なのか。

　いずれにしても、ふだんの臨床で、発作前の体調を確認するように心がけてください。

表7 発作を誘発する体調変化

発熱
嘔吐・下痢
経口摂取不良
睡眠不足
月経

症例 13

朝から調子が悪かった

　朝9時、2歳の女児が初発の無熱性けいれんを発症し、救急搬送され、9時45分に病院に到着しました。

救急車でけいれんの患者が搬送されてきました。まず、どうするのでしたか？　2ページをもう一度開いてください。

Q: けいれん患者が救急搬送されてきました。まず何から始めますか。
A: けいれんが続いているのか、止まっているのか、判断する。

救急隊からは「けいれんは自然に消失、持続 10 分間」と報告を受けています。では、初診時の状態で、けいれんが続いているかどうか判断しましょう。

呼びかけ、痛み刺激に反応しない
開眼しているが視線は合わない
呼吸は問題ない
顔色は不良
四肢は脱力している
四肢は冷たく、発汗あり

症例 1（6 ページ）が救急搬送されたときの状態と、よく似ていますね。症例 1 は頭部打撲後のけいれん重積で、四肢のけいれんは治まっていましたが、開眼したままで刺激に反応がなく、顔色不良でした。発作が続いていると判断し、ジアゼパムを静注しています。

症例 13 も同様です。四肢のけいれんは 10 分間で自然に止まっていますが、開眼したまま、反応がありません。まだ発作が続いており、重積状態のように見えます。ここでジアゼパム静注も考えました。でも、ふと気になったのが、「四肢は冷たく、発汗あり」なんです。どうも、おかしいな。

静脈ルートを取りつつ、お母さんに問診していきます。問診の基本は何でしたか？　例の呪文を唱えてください。

JCOPY 498-22882

いつ　何をしているとき

　問診では、時間の流れを確認するのでしたね。それでは、時間を遡ってみましょう。けいれんは今朝9時に始まりました。その直前の様子はどんな状態だったでしょうか。

「けいれんが始まる前は何をしていましたか？」
「朝からぐずぐずして、なかなか目覚めず、眠ったり、ぼんやりしたりしていました」

　朝から体調が悪かったのですね。
　さあ、静脈ルートが取れました。ルートから採血しながら、さらに尋ねていきます。

「朝ご飯は食べましたか？」
「いいえ、まだ食べてません」

　なるほど。では、さらに、突っ込んでいきます。

「昨日はどうでしたか？　ご飯を食べてますか？」
「昼は食べましたが、夜は牛乳一口だけで、そのまま寝ちゃいました」

　「無熱性けいれん」「意識障害」「顔色不良」「四肢冷感・冷や汗」ときて、「夕と朝の2食続けて摂ってない」ですから、小児科医のみなさん、当然、こう考えますよね。

「お母さん、この子は低血糖かもしれませんね、これは血糖値を計る機械です、60以下で低血糖です、40以下だとけいれんを起こすことがあります、ここに血を一滴垂らします、すぐ血糖値が出ます、3、2、1、はい！」

で、血糖値 24 mg/dL でした。

　すでにブドウ糖注射を用意してありましたので、直ちに静注したところ、すぐに顔色が良くなり、意識が戻ってきました。結局、ジアゼパムは使っていません。

☀ 情報を取りに行く

　けいれんの直前の状況はどうだったのか。何をしているときだったのか。この症例でも、ここがポイントでした。

　もともと体調が悪かったのです。診察所見で「四肢は冷たく、発汗あり」に違和感を覚えましたので、食事内容を中心に問診していきました。

　元気に遊んでいて発作を生じたのではなく、朝から活気不良でした。総合的な判断で「低血糖」を想定し、実際に簡易血糖検査で確認しました。

　救急外来で静脈ルートを取りながらの緊急インタビューですから、優先度の高い事柄から順に聞いています。このくらいの問診に時間はかかりません。でも、医師の側から尋ねないとわからないのです。初めてのけいれんで救急搬送されて、動揺しているお母さんです。母親の方から「昨日の夕食から食べてない」なんて、申し出ることはありません。

　　　　情報をしつこく取りに行く

　じっとしていたのでは必要な情報が手に入りません。「取りに行く」という積極的な行動の結果として、正しい診断が得られます。

☀ 「直前の様子を確認」しないと、どうなるか

　症例 13 で「情報をしつこく取りに」行かなかったらどうなるか？
　　直前の様子を知らない
　　　→　低血糖かもしれないと思いつかない
　　　　→　簡易血糖測定しない
　　　　　→　生化学検査の結果が出て初めて低血糖と知る
　　　　　　→　あわててブドウ糖注射

JCOPY 498-22882

「発作が続いている」ことに気づけば、ブドウ糖じゃなくてジアゼパムを静注していたかもしれません。その場合、発作は止まったとしても低血糖は解消せず、脳のエネルギー不足は続くわけです。

☀ 「直前の様子を確認」しないと、こうなる

　次の症例は「低血糖」の可能性がありながら、血糖値を確認されていないケースです。

症例 14

顔色不良でぐったり

　2歳男児。紹介状にこう書かれています。「○月○日午前、強直発作様の顔色が悪く白くなり、意識をなくす状態あり、てんかんの可能性」

　てんかんを想定され、後日、紹介された男児です。

　では、問診の基本です。いつ、何をしているときに発作があったのか。直前の様子をお母さんに確認しました。

　「7時半ごろ起きたときから元気がない、顔色が悪く、眠たそうだった、自分から起き上がろうとしない、椅子に座らせていたら、さらに顔色不良となり、覚醒から10分後、呼びかけに応答しなくなった」

　紹介状に書かれた「強直発作」のようなけいれんは、実際にはなかったようです。けいれんではなく、顔色不良でぐったりですね。

　朝、起きたときから調子が悪い。では、その前はどうでしょうか。

　「前の日はどうでしたか」
　「車で東山動物園に行きました」
　「それじゃ、疲れて夕飯を食べずに寝ちゃったんじゃないですか」
　「はい、そうです」

東山動物園は名古屋市にあり、浜松からはかなり距離があります。帰路の車で眠ってしまい、そのまま朝まで起きなかった。翌朝、目覚めてから調子が悪く、呼びかけに反応しなくなくなったのです。当日、点滴を受けて元気になったとのこと。その際、血液検査は実施されていません。

「低血糖」をきたす条件が揃っています。血糖値は計測されていませんが、状況からはかなり疑わしい。

脳波に異常はなく、経過観察のみとしましたが、その後、てんかんを発症することはありませんでした。

無熱性けいれん　≠　てんかん

「無熱性けいれん」を繰り返したら「てんかん」か。そんなに単純ではありません。他の病態の除外は当然必要です。「症例5：血液検査の結果はきちんと確認する」（28ページ）をご覧ください。1年以上にわたって抗てんかん薬を服用していましたが、実際にはてんかんではありませんでした。

発作の直前の様子を確認する。元気だったかどうか。このポイントを実行するだけでも診断精度は飛躍的に向上しますよ。お試しください。

てんかん専門医の心得 14

発作の前
元気だったか

JCOPY 498-22882

臨床にドラマを

救急外来での患者家族への対応。みなさん、どうされてますか。

診察、処置、検査。立て続けに作業が続きます。「お母さん、待合室で
お待ちください」ってことが多いでしょうね。でも、私は好きではあり
ません。懸命に働く職員の姿を見てもらった方がよいと思っています。

「症例 13：朝から調子が悪かった」（61 ページ）では、お母さんに救
急外来にとどまってもらい、静脈ルートを取りながら問診しました。簡
易血糖検査では、お母さんに「低血糖のようですね」「いまから測定値が
出ます」「40 以下でけいれんです」「ほら、結果が出ました」と、全経過
を見てもらっています。そして、クライマックスはブドウ糖注射。「お母
さん、やはり低血糖でしたね、これはブドウ糖です、さあ注射します
よ、はい、顔色がよくなりました、元気になりましたね、良かったです
ね」という具合です。お母さんは、見る見るうちに顔色が良くなる我が
子にホッとして、じわーっと感激が広がる。

救急外来にも、ドラマが必要。演出を高める知恵があってもいいん
じゃないでしょうか。

問診や診察所見を根拠として、測定前に「低血糖」と推測し、あらか
じめ「低血糖のようですね」と話しておく。「先に話す」が肝要です。測
定値が出た後になって「最初から低血糖かと思ってたんですが、やっぱ
り低血糖でした」と言っても、スマートじゃない。

「症例 12：脱力発作の幼児例」（55 ページ）は、もやもや病でした。
MRI を撮る前に、あらかじめ「てんかんではなく、もやもや病と考えら
れます」と説明しています。撮った後で「もやもや病でした」ではドラ
マになりませんね。

検査前に見込みを説明しておき、結果判明時に感動が高まる。このド
ラマの裏方になっているコンセプトが、**「直前の様子を確認する」**。

これだけで、ずいぶんドラマ性が上がりますよ。

まあ、ときに見込み外れはありますけどね。

頭を打ったとき

「頭部打撲」は「けいれん」の原因かもしれない。
「頭部打撲」は「けいれん」の結果かもしれない。

頭部打撲後けいれん

　頭部打撲後のけいれんを出現時期によって分類する考え方があります 表8 。脳画像所見を考慮せず、けいれんの出現時期だけで分けています。単純過ぎるような気もするのですが、知っておくと、結構、役に立ちます。

表8 頭部打撲後けいれん

分類	時期	病態の解釈
early	≤ 1wk	acute symptomatic
late	> 1wk	remote symptomatic

　頭部打撲後の経過時間により、1週間以内に生じたけいれんを post-traumatic early seizure、1週間を超えてから出現したけいれんを post-traumatic late seizure と呼びます。Early seizure の多くは受傷後 24 時間以内です。打撲直後にけいれんを生じる場合があり、これを early seizure のサブグループとして immediate seizure と呼ぶこともあります。「症例 1: ひっそり続いていた重積状態」(6 ページ) は posttraumatic immediate seizure でした。

　Early seizure は acute symptomatic seizure で、late seizure は remote symptomatic seizure です。Acute symptomatic と remote symptomatic の意味はわかりますか？　ちょっと複雑な概念なので、別の章で詳しく

JCOPY 498-22882

述べることにしますね（166 ページ）。

　Late seizure は remote symptomatic seizure なので、てんかんの可能性があります。Late seizure を繰り返したり、脳画像検査や脳波に異常があれば、てんかんと診断し得るケースもあります。この診断の仕組みについても別の章で扱うことにいたします（171 ページ）。

実際には鑑別が難しいかも

　けいれんで倒れる。そのとき頭を打つ。そういうこともありますね。で、逆に、頭を打った、だからけいれんを生じた。こっちもありますね。さて、目の前の患者さん、どっちでしょうか。

　患者が倒れる場面を医師が直接、見たわけではないので、正確に区別することは困難です。目撃者だって慌てているでしょうから、なかなか判別が難しいことがあります。

　頭部打撲とけいれん、どっちが先かといわれても、区別はなかなか大変です。結局、総合判断でいくしかありません。では、次の症例で実際に判断してみましょう。

症例 15

頭を打ったから外傷性てんかん

　14 歳で初めてのけいれんをきたした女子です。発作時に頭部を打撲しています。救急搬送され、頭部 CT は異常なし。1ヵ月後にけいれんが再発。脳波異常を指摘されました。頭部 MRI に異常はありませんが、外傷性てんかんと診断され、抗てんかん薬が開始されています。しかし、その後、けいれん発作が止まらず、15 歳で当院へ紹介されました。

　初診時の問診で四肢がビクッとする発作を繰り返していたこと、けいれん発作は早朝覚醒時に多かったことが判明しました。脳波では全般性多棘徐波複合が目立ち、光突発反応も検出しました。若年ミオクロニーてんかん（juvenile myoclonic epilepsy, JME）と診断し、抗てんかん薬を

変更しました。けいれん発作とミオクロニー発作は抑制され、脳波異常も消失しました。その後、経過は良好です。

確かに頭を打ったのだが

　まず、頭部打撲の程度から判定しましょう。強い打撲だったかどうか。頭皮に外傷痕はなく、CT・MRI に異常はありません。おそらく打撲の程度は軽かっただろうと推察します。

　発作の出現時間帯は「いつ」でしょうか。けいれん（強直間代発作）は早朝覚醒時に好発していました。また、これとは別に、四肢がビクッとする発作もみられています。

　脳波検査では全般性多棘徐波複合を確認しました。さらに、閃光刺激で光突発反応もみられます。外傷性であれば部分てんかんが一般的であり、脳波の全般性多棘徐波複合は所見が合いません。また、外傷で光突発反応は出現しません。全般性多棘徐波複合がみられることから、四肢がビクッとする発作はミオクロニー発作と解釈しました。

総合的に判断する

　表9 に所見をまとめました。この表を見て総合的に判断すれば、JME の診断を疑う専門医はいないはずです。それぞれの所見をきちん

表9 総合所見（症例15）

発症年齢	14 歳
頭部打撲の程度	軽微
発作型	強直間代発作、ミオクロニー発作
好発時間帯	朝、覚醒時
脳波	全般性多棘徐波複合、光突発反応
脳画像（CT・MRI）	異常なし

JCOPY 498-22882

と整理すれば、症例 15 は JME の典型例なんです。

頭部打撲とけいれんとの関係は、どっちが原因で、どっちが結果か。目撃者の証言だけだと判断が難しいことが多いのです。「頭を打ったから外傷性てんかん」という早合点を避け、他の所見と併せて総合的に診断を進めていきましょう。

思春期患者ではミオクロニーを確認しよう

症例 10 でも解説しましたね（50 ページ）。思春期発症のけいれんでは、ルーチンワークとしてミオクロニー発作の有無を確認しましょう。症例 15 でも、本人はミオクロニー発作を自覚していましたが、大した症状とは理解していないので、本人からは訴えません。家族も気づいていませんでした。外来で患者や家族から自発的に訴えることは、まずありません。医師から積極的に質問しなければ、あるのかないか、わからないのです。

診断のヒントは、ちゃんとそこにある。しかし、取りに行かなければ手に入らない。症例 15 も、そういうケースでした。

情報をしつこく取りに行く

じっとしていては必要な情報が手に入りません。「取りに行く」という積極的な行動の結果として、正しい診断が得られます。

てんかん分類に見合った治療で

症例 15 は外傷性てんかんと診断され、カルバマゼピンを開始されています。しかし、実際には JME でした。JME は特発性全般てんかんの一型であり、通常、カルバマゼピンの適応ではありません。だから発作が止まらなかったのですね。このケースではカルバマゼピンをレベチラセタムに変更し、経過は良好です。

てんかん分類に見合った治療の成果です。

転倒して「頭部打撲」で「けいれん」を生じたのか。

「けいれん」に伴う転倒で「頭部打撲」か。

原因なのか、結果なのか。

判断の分れ目です。治療成果に大きくかかわりますよ。

てんかん専門医の心得 15

頭部打撲
原因か結果か
総合的に判断せよ

JCOPY 498-22882

COLUMN

母と話をしていたとき

「いつ」「何をしているとき」。大切なポイントなので、ちゃんとカルテ
に記載するよう若手に指導しています。

若手の担当医が記載したカルテです。

> 母と話をしていたとき
> 約1分間の左右対称の強直性けいれんを認めた

いつ、けいれんがあったか。何をしていたときか。どんなけいれん
だったか。持続はどのくらいか。よく書けていますね。

でも、とても不思議なカルテです。この患者は、けいれんが群発して
入院した乳児です。乳児が母と話をしていた？

担当医を呼んで事情を確認したところ、こういうことでした。

> **担当医が病室で**母と話をしていたとき
> 約1分間の左右対称の強直性けいれんを認めた

書き手が主語の文章を「日記」といいます。

「日記」じゃなくて、ちゃんと「カルテ」を書け。

3

発作型を見極める

　てんかんの発作には、いろんなタイプがあります。いわゆる発作型ですね。てんかんの臨床では発作型の特徴や随伴症状をマスターしておく必要があります。それぞれの発作型の詳細な解説は教科書に譲るとして、この章では、教科書ではわかりにくい特徴や陥りやすいピットフォールをピックアップしました。

　発作型に強いと、ますます臨床が愉しくなりますよ。

時間の流れ

発作が時間とともに刻々と変化していく様子を確認する。

☀ 発作中、時間の流れはどうか

第2章で「時間の流れ」を確認しました。要点はこうでしたね。

「発作前」、「発作中」、「発作後」、時系列を確認する

発作が始まる前から、発作が終わった後までの一連の「時間の流れ」を確認することが大切で、特に第2章では「発作前」に注目しましたね。

さて、第3章は「発作中」の話です。ここでも「時間の流れ」をつかんでいきましょう。発作は時間とともに変化していきます。

☀ 全身がガクガク震えました

医師が診察室で発作を目撃する機会は滅多にありません。どんな発作型なのか。詳細は目撃者から聞き取っていきます。目撃者は自分の記憶を頼りに医師に報告します。その記憶を正確に引き出せるかどうかは、医師の問診技量にかかっていますよ。

ここで例題です。発作型を診断してください。

はじめは右手だけ震えていた。
そのうち右足にも広がり、右半身のけいれんになった。
最後は全身が震えていた。

はじめは右上肢のけいれんでしたが、時間の経過とともに、最終的に

JCOPY 498-22882

脳の過剰興奮　どこから始まるか

全般発作
　脳全体が同時に

二次性全般化発作
　脳の一部分から広がる
よく似ているが 別の発作型

は全身に広がりました。脳の過剰興奮がどこから始まったのか。けいれんの起始部は右上肢ですから、脳内では左半球起源の発作と考えられます。脳の一部分から始まっていますので部分発作です。最終的には全身に広がりましたので、部分発作の細分類として「**二次性全般化発作**」に属します。

　とても簡単な例題で、これはみなさん正解でしょう。

シミュレーション通りにはいかない

　では、実際の外来で正解が得られるかどうか。臨床は「人を相手」の仕事です。なかなかシミュレーション通りにはいきませんねぇ。例題の症例を目撃したお母さんから問診を取っていくとしましょう。こんな具合です。

　榎：「お母さん、発作の様子を教えてください」
　母：「全身がガクガク震えました」
　榎：「右も左も、どっちも震えたんですか？」
　母：「どっちも震えていました、とにかく、全身です」

　お母さんは、「全身のけいれん」を医師に伝えようとしています。こ

の会話の結果、医師の頭の中には「全身のけいれん」を起こしている患者さんの姿が想起されるはずです。医師は実際の発作を見ていません。言葉だけを頼りに想像するのですから、「全身のけいれん」しか思いつかないでしょう。

　なにしろ、お母さんにとっては一大事でした。全身が震える様子は、あまりにも衝撃的でした。「全身がガクガク震える」様子が、とても強く印象に残りましたので、是非、その様子を医師に伝えようと、がんばっているのです。一番ひどい症状を理解してもらいたい、そう思うのは当然でしょう。

質問を工夫する

　お母さんの話を聴いて、素直な医師なら「全般発作」と診断するでしょう。こうして誤診が生まれます。

　お母さんが悪いんじゃありませんよ。尋ね方の問題です。お母さんは発作中の「時間の流れ」が重要だなんて、知りませんからね。きっと、最も激しい症状を伝えることが重要だと思っているはずです。ですから、医師の側から、

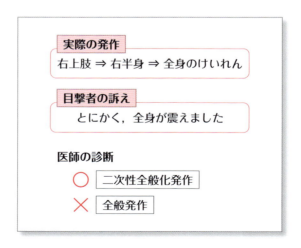

JCOPY 498-22882

ように工夫しましょう。

問診、再挑戦

はい、やり直しです。

榎：「お母さん、発作の様子を教えてください」

母：「全身がガクガク震えました」

榎：「最初から最後まで、ずっと全身が震えていたのですか？」

母：「いえ、最初は軽かったんですが、だんだんひどくなりました」

榎：「じゃあ、最初から順番に教えてください」

こんな手順でどうでしょう。

お母さんの言葉を信用しないというわけじゃないのですが、ストレートに鵜呑みすると危険です。

ああなって、こうなって、結局、どうなった。

「時間の流れ」に医師自身が納得できるまで、確認を続けてください。

てんかん専門医の心得 16

発作中
時間の流れを確認せよ

吐いたのはいつですか

けいれん終了後の嘔吐は、随伴症状である。
けいれん出現前の嘔吐は、発作そのものかもしれない。

随伴症状としての嘔吐

　けいれんを起こして、嘔吐する。嘔吐は、よくある随伴症状です。発作後は意識がもうろうとしています。仰向けに寝ていると吐物が口にたまりやすく、誤嚥のリスクがあります。吐物が口内からすぐに外に出るよう、寝かせる姿勢は横向きの方が安全です。

　特に重積発作のときは注意が必要です。重積では発作後の意識回復に時間がかかります。静注薬の影響で、ますます意識の回復が遅れるでしょう。嘔吐に伴う誤嚥は、重積時にハイリスクです。重積頓挫後は肺炎併発の可能性を考えておきましょう。

　けいれん後に頭痛と嘔吐が続くことがあります。長いと半日くらい続くかもしれません。時間経過で治まるのを待つしかありませんが、水分を摂取できなければ補液を行うこともあります。発作未抑制の通院患者さんには、こう説明しています。

　　　重積なら救急受診
　　　短い発作（いつもの発作）では、その都度、受診しなくてよい
　　　嘔吐が長引けば受診（ただし救急車は呼ばないで）

　けいれん後の頭痛と嘔吐に漢方薬の五苓散を頓服すると効くことがあります。吐いているときですから、なかなか服用が難しく、もうろう状態で無理に服用させると誤嚥の可能性もありますので、適応は限られます。発作のたびに嘔吐で困っている患者さんであれば、意識回復後に試

してみてもよいでしょう。

けいれん出現前に吐く

けいれんと嘔吐。ほとんどの場合、嘔吐は随伴症状であり、けいれん終了後にみられます。一方、けいれん出現前に吐くことがあります。たとえば「症例2：深昏睡患者が開眼している」（9ページ）と「症例4：緊急脳波でてんかん発作と診断」（16ページ）。それぞれの経過をもう一度お読みください。

まず症例2。はじめは嘔吐だけでした。繰り返し吐いた後、10分ほどして意識レベルが低下しています。病院到着後、しばらくたってから左半身けいれんが出現しています。結局、初発症状は嘔吐でした。

症例4でも、まず吐いて、その後で意識レベルが低下し、眼球が偏位しています。このケースはけいれんをきたしていません。やはり初発症状は嘔吐でした。

小児では、このような症状展開のケースがありますので、時間の流れを意識してください。

嘔吐のタイミングを確認しよう

症例2のように、けいれん出現前に吐く。あるいは症例4のように、けいれんを伴わない発作で嘔吐を初発症状として発症することがあります。まず吐いて、その後で様々な症状が展開するのです。先に吐くのですから、随伴症状としての嘔吐とは別物と考えるべきです。

いつ、吐いたのか

問診で「吐きました」と聞いたら、「いつですか」と質問する。

けいれんが終わった後の嘔吐なら随伴症状です。中核的な症状ではなく、てんかんの診断には影響がありません。一般的な誤嚥のリスクを説明し、それで終了でかまいません。

一方、けいれんの前に吐いたとなると、特異度の高い症状です。さら

に詳しい情報を集めてください。ここに注目すれば、診断の勝率が上がりますよ。

吐くこと自体が発作

　先に嘔吐がみられる症例があることは、1980年代から注目されてきました。その後、研究が進み、現在では **Panayiotopoulos 症候群** として、独立した疾患概念にまとめられています。

　この症候群の最大の特徴は、

　　嘔吐そのものがてんかん発作

である点です。吐いた時点で、てんかん発作が始まっています。

　症例2と症例4は、この症候群と診断しました。

　では、Panayiotopoulos 症候群とはどういう病態なのか。次のセクションで進めていきます。

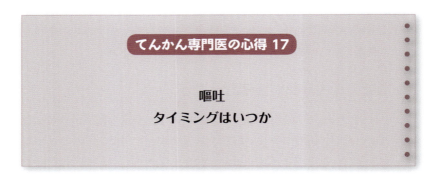

てんかん専門医の心得 17

嘔吐
タイミングはいつか

JCOPY 498-22882

嘔吐する発作

嘔吐、意識障害、眼球偏位、けいれん。
時間経過に伴う症状の展開を把握する。

Panayiotopoulos 症候群

　前のセクション「嘔吐する発作」の話を続けます。Panayiotopoulos
症候群の特徴を 表10 にまとめました。幼児に好発し、小児てんかん
では BECTS*3 よりも少ないけれど、決して稀な疾患ではありません。

　中核的な症状は「**自律神経症状**」「**眼球偏位**」「**意識障害**」の 3 つで

表10 Panayiotopoulos 症候群の特徴

好発年齢	4〜5 歳
男女比	1：1
頻度	小児てんかんの 6％
中核症状	自律神経症状 眼球偏位 意識障害
高頻度の症状	けいれん（全身、片側） 重積
いつ	睡眠時　69.9％ 覚醒時　17.2％ 起床時　12.9％

（Fejerman N. Epilepsy A Comprehensive Textbook. 2008: 2379-86[1],
Specchio N, et al. Epilepsia. 2010; 51: 2098-107[2] より）

---

*3 **BECTS**

benign epilepsy with centrotemporal spikes、中心側頭部棘波を示す良性てんかん。

す。「自律神経症状」とは、具体的には、

　　　嘔吐、悪心、顔面蒼白

　このほか、高頻度にけいれんをきたしますが、必発ではありませんので、四肢にけいれんなく、むしろ脱力していて、中核症状の３つのみという場合もあります。症例４がそうでした。けいれんは片側性が多いのも特徴です。

　しばしば、重積状態に進展します。

　問診の呪文は「いつ　何をしているとき」でしたね。この発作は睡眠中に好発します。

時間の流れが重要だ

　発作を理解する上で「時間の流れ」が重要だと、何度も述べてきました。てんかん発作は全般発作と部分発作に分かれます。全般発作の場合には、時間の流れに伴う特徴は乏しく、限定的です。一方、部分発作の場合には、時間経過とともに、どんどん変化します。

　Panayiotopoulos 症候群でも、この考え方が大切です。症状がいろいろあって、どの順番に出現するのか。時系列で確認しましょう。症例２は典型例です。症状の展開を順番に並べてみると、こうなります。

　　　嘔吐　→　意識障害、眼球偏位　→　けいれん

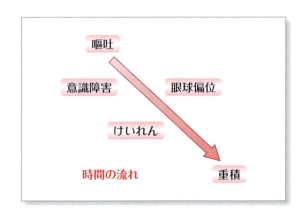

JCOPY 498-22882

他の症状に先行して「自律神経症状」すなわち「嘔吐」が出現する。この時系列こそが特徴なのです。

歴史的変遷

Panayiotopoulos 症候群の疾患概念は 1980 年代に注目されました。疾患単位として国際てんかん分類に初めて採用されたのは 2001 年です。このときは「Panayiotopoulos 型」と呼ばれていました。現在の「Panayiotopoulos 症候群」という名称が国際分類に記載されたのは 2010 年です。

国際てんかん分類は、新しいバージョンの評判が非常に悪く、逆に古いバージョンの評価が高いため、いまだに古い分類が使われることが多いのです。現時点では古いバージョンの 1989 年の国際分類がスタンダードとされています。

というわけで、最も普及している分類（1989 年の国際分類）には Panayiotopoulos 症候群の疾患概念が記載されていない、という事態が生じております。

みんな、全く知らない

Panayiotopoulos 症候群は、比較的新しい疾患概念であること、そして、最も普及している国際分類に載っていないということ。この 2 点が原因でしょうか。実は、この疾患概念を知らない小児科医が、結構、多いのが実状です。

症例 2（9 ページ）を担当した当院の小児科医 B 先生。神経学的所見をカルテにきちんと記載しており、実力のある中堅ドクターです。でも、この時点では Panayiotopoulos 症候群という概念を知りませんでした。

症例 4（16 ページ）は他院のケースです。担当ドクターに直接会ったわけではありませんが、Panayiotopoulos 症候群に対する知識をもっておられたとは考えにくい経過ですね。

「ちょっと知っている」と「全く知らない」は大違い

　この症候群の発作は、パッと見た目に症状を把握しにくい。そういう性質があります。小児科医 B 先生は「何だかよくわからないが、吐いて、顔色が悪い、意識障害の子ども」とみていました。B 先生がてんかんを想定したのは、けいれんが始まってからです。

　Panayiotopoulos 症候群の概念を「全く知らない」と、なかなか「てんかん」を想定するのが難しい疾患です。救急外来で立ち往生するでしょう。でも「ちょっと知っている」と、きっと役に立ちます。

　では、立ち往生したケースを、さらに 1 例紹介しましょう。

症例16

いつも寄っています

　総合病院小児科から紹介された 5 歳男児です。紹介状にはこのように記載されています。
「嘔吐後の意識消失　1 年間に 4 回」
「その都度、CT を撮りましたが、診断がつきません」

「全く知らない」と、立ち往生

　症例 16 は睡眠中に嘔吐を繰り返し、次いで呼びかけに反応しなくなる。そういう発作を繰り返した幼児でした。そのたびに救急搬送され、CT などの検査を受けていますが、診断がついていません。4 回目の発作のあと、紹介されてきました。

　当院外来初診時の問診では、

榎：「目が寄っていませんか？」
母：「はい、いつも寄っています」

「嘔吐後」に「意識消失」「眼球偏位」ですから、みなさんは、もう、おわかりですね。

Panayiotopoulos 症候群の概念を「全く知らない」と、症例 16 のように、繰り返し発作を担当しても診断がつきません。一方、「ちょっと知っている」と、「ああ、あれだな」と思いつく。そういう症候群です。

ということで、第 3 章では、発作症候の把握に際し「時間の流れ」を確認することが重要である、という点を理解いただくために、「二次性全般化発作」と「Panayiotopoulos 症候群」を例題としてご紹介しました。

てんかん専門医の心得 18

時間の流れを確認せよ
二次性全般化発作
Panayiotopoulos 症候群

文献

1) Fejerman N. Early–onset benign childhood occipital epilepsy (Panayiotopoulos type). In: Engel J, Pedley TA, eds. Epilepsy A Comprehensive Textbook. Lippincott Williams & Wilkins; 2008: 2379–86.
2) Specchio N, Trivisano M, Di Ciommo V, et al. Panayiotopoulos syndrome: a clinical, EEG, and neuropsychological study of 93 consecutive patients. Epilepsia. 2010; 51: 2098–107.

ぼーっとする発作

欠神発作と複雑部分発作では、ぼーっとする。
両者の鑑別は、ときに難しいことがある。

「けいれん」を伴わない発作

　この本のタイトルは「初めてのけいれん」。救急車で搬送された初発のけいれんがメインのテーマなんですが、実際の臨床では「けいれん」を伴わない発作も多く経験します。

　具体的には発作型として欠神発作と複雑部分発作がこれに相当しますね。実は、これらの発作でもけいれんを生じることがあるのですが、話が複雑になってしまいます。そこで、ここでは、けいれんを伴わない場合に限定して進めていきます。

欠神発作と複雑部分発作

　欠神発作は全般発作で、複雑部分発作は意識レベルの低下を伴う部分発作です。どちらも意識レベルが下がって、ぼーっとします。じゃあ、どこが違うのか？　両者は全く異なる発作なんですが、一面ではかなり似ています。両者の鑑別は悩ましいことがあり、ときに、さっぱりわからないケースもあり、白状しますと、しっかり間違ったこともあります。

　表11 に鑑別点をまとめました。欠神発作には「定型欠神発作」と「非定型欠神発作」の分類がありますが、この表では定型欠神発作を取り上げています。非定型欠神発作はバリエーションが強いので、一覧表に載せると混乱の元ですから。なお、この表の定型欠神発作は小児期発

JCOPY 498-22882

表 11　ぼーっとする発作の鑑別

	定型欠神発作*	複雑部分発作
いつ出現	覚醒時	覚醒時・睡眠時
発作頻度	毎日	不定
持続時間	数秒〜数十秒	分単位
発作開始	明瞭	不明瞭
発作終了後	瞬時に回復	もうろう
意識障害の程度	消失	さまざま
前兆	―	しばしば
単純な自動症（口部など）	しばしば	しばしば
複雑な自動症（身振りなど）	例外的	ときに
転倒	例外的	しばしば
二次性全般化	―	ときに
過呼吸で誘発	必発	例外的
光刺激で誘発	しばしば	例外的

*小児における定型欠神発作の特徴

症のてんかんを想定しております。思春期以降のてんかんでは、同じ定型欠神発作という名前ながら、若干、様相が異なりますので。

症状だけで鑑別は難しい

　てんかんの発作型は症候学的に分類していきます。とはいえ、問診で症状を分析しても、診断が難しいことがあるんですね。具体的には、次の2組の鑑別が問題です。問診だけで鑑別しようとすると戸惑うことがあり、実際に間違ってしまうこともあります。

欠神発作	vs	複雑部分発作
てんかん性スパズム	vs	ミオクロニー発作

最後は脳波の出番

　定型欠神発作であれば 表11 の鑑別点で典型例を見分けられますので、ご利用ください。ただし、欠神には非定型欠神発作もあります。これと複雑部分発作は、似ていることがあり、鑑別に迷うことがあります。この場合には脳波の出番です。

　この本では第4章で脳波を扱っています。第4章の基本的な姿勢は、

　　　脳波を過信しない

です。脳波に頼りすぎの姿勢を正し、可能な限り症候学的に診断を進めていこうという方向性なんです。問診から症状の特徴を抽出し、診断していく。そういう趣旨です。ただ、脳波を積極的に利用すべき場面もあり、使い分けが重要です。欠神の鑑別では脳波が役に立ちます。

　ここでは具体的な脳波の所見について、あえて触れません。この本のコンセプト「初めてのけいれん（発作）の初期対応」であり、脳波所見の話は、企画の趣旨に外れておりますので。

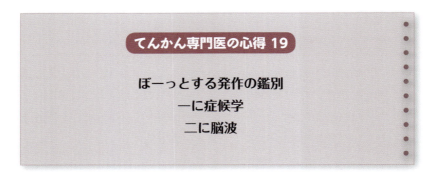

てんかん専門医の心得 19

ぼーっとする発作の鑑別
一に症候学
二に脳波

JCOPY 498-22882

発作が見過ごされている

> ぼーっとする発作は「見た目が地味」である。
> 本人の自覚も乏しく、周囲の人も発作を見過ごしやすい。

「けいれん」を伴わない発作

てんかん発作っていうと、こんなふうに捉えられています。

泡を吹いて倒れて、ガクガク震える

巷では、こういった固定的なイメージが定着しています。ここでいう「巷」には医師も含まれていますよ。

発作は四肢のけいれんを伴うに決まっている、という思い込み

実際の臨床では四肢にけいれんのない発作も多いのですが、「ガクガク震える」に違いないという思い込みは、医師にも蔓延しています。

こうした固定観念は、誤診や判断の遅れに繋がります。たとえば「症例2：深昏睡患者が開眼している」（9 ページ）と「症例4：緊急脳波でてんかん発作と診断」（16 ページ）。いずれも当初は四肢にけいれんがなく、てんかんを想定されていません。「症例1：ひっそり続いていた重積状態」（6 ページ）はてんかんではなく、急性症候性発作（168 ページ）ですが、四肢のけいれんが治まったので、「発作は止まった」と早合点されています。いずれも医師の側に「発作は四肢のけいれんを伴うに決まっている」という思い込みがあったのでしょう。

見た目が地味

医師も、こんな状態です。ましてや、患者さん、家族では尚更でしょう。たとえば欠神発作。 表11 をもう一度ご覧ください。ぼーっとし

ますが、倒れません。持続時間も短い。発作終了後は瞬時に回復します。ぐったりしたり寝込んだり、そういうことがないのです。

　一方、「泡を吹いて倒れて、ガクガク震える」発作は、見た目が派手です。周りにいた人は「大変なことが起きてしまった」と、誰しも思いますよね。一大事ですから、救急車で搬送されます。

　「ぼーっとする発作」は見た目が地味なので、大騒ぎになりません。家族や学校の先生は、

　　　ちょっと、ぼんやりしただけ、大したことない

というふうに感じるでしょう。

● 重病に見えないので放置

　何しろ、見た目が地味ですから。救急車も呼ばれず、病院受診を勧められる機会もない。そんな状況で、何年も経過するということがあります。数年来繰り返す定型欠神発作で、小学校高学年のとき初めて受診した女児がいました。家族は発作に気づいていましたが、大きな病気には見えないので、そのままにしていました。そのうち治まるかと思いきや、何年経っても続くので、ついに受診したという次第です。まあ、その子の場合には、たまたま幸いでした。というのが、脳波をとって診断を確定したのですが、いざ、薬を始めようとしたら、そういえばここ数日、発作がありません、とのこと。タイミングよく、自然寛解したようです。

　複雑部分発作でも事情は同じです。発作の程度が軽い場合には、発作中にある程度は会話ができますし、姿勢は保たれて倒れません。「ガクガク震える」のが「てんかん」だという思い込みもあり、こういった「見た目が地味」な症状が、まさか、てんかんとは気づかれません。高齢者の複雑部分発作では、「最近、ちょっと様子が変になるけど、しばらくすると、しっかりしてくるし、年のせいかな」くらいに捉えられて、結局、受診が遅れるのです。確かに重病には見えませんからね。

JCOPY 498-22882

病識がない

　患者さん本人の自覚も重要です。欠神発作では意識が完全に失われ、患者自身は発作があったことを認識していません。複雑部分発作でも、自分がどうなっていたのか、当人は覚えていないことが多いですね。

　患者自身に自覚症状が乏しい。ということは、病識がないということ。病識がないので、

患者本人は困ってない

のです。どこかが痛いとか、具体的に自覚している症状なら自ら進んで病院に行ってみようと思うでしょう。でも、困ってないので、それは期待できません。周囲から受診を勧められても、本人は自覚がなく、なんで受診しなきゃならんのか、と納得できない場合があります。

てんかん発作が見過ごされる

　「見た目が地味」で、本人にも「病識がない」。何となく変だなと感じながらも、結局、そのままになる。受診までに何年もかかってしまうってこともありますね。

　「てんかんは泡を吹いて倒れて、ガクガク震える」という、巷にあふれるイメージ。これを何とか払拭しなければなりません。

　固定観念を改める。まず、医師から。そして「巷」全体で。

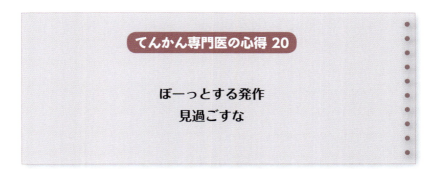

てんかん専門医の心得 20

ぼーっとする発作
見過ごすな

ピクピクする発作

間代性けいれんは弛緩相を挟む。

「けいれん」を身振りで真似してみよう

　「ピクピク」とか「ガクガク」とか。けいれんというと、こんなイメージでしょう。発作症候学的には「間代性けいれん」の擬態語による表現と理解してよいでしょう。日本語は便利ですよね。「ピクピク」「ガクガク」で十分通じますから。

　さて、「間代性けいれん」。身振りで真似をしてください。両腕を使っていいですよ。さあ、どうぞ。

　　　発作症候学　マスターできれば　真似もうまい

　どうですか。身振りはうまくできましたか？

　研修医に実演させると、まず全員が不合格。

　なぜ不合格か。どうすれば合格できるか。紙面でお伝えするには限界がありますが、何とか頑張って書き進めて行きますね。

ピクピクは間代性けいれん

　合格・不合格の判定基準は何か。一言でいうと、ポイントはここです。

　　　間代性けいれんは「お休み」を挟む

　研修医の実演では「お休み」がなく、ただ手を振っているだけ。手が「行ったり来たり」している。

　「それはね、けいれんじゃなくて、動作だよ」

　研修医たちには、そう指摘しています。

JCOPY 498-22882

「ピクピク」とか「ガクガク」震える場合の「震え」は「行ったり来たり」ではありません。「間代性」は、

　　　　行って休み、また行って

なんですよ。「行って」じゃなくて「来て」でも同じことです。

　　　　来て休み、また来て

　上肢の場合、屈筋群優位に収縮するので、「来て」との表現の方が適切でしょうか。要は「お休み」を挟むということ。

　　　　お休み　＝　弛緩

　そうです。弛緩相を挟むのです。このとき、筋は弛緩、つまり脱力しています。

　　　　ピクッと収縮、次に弛緩、またピクッと収縮

というリズムを繰り返すのが、間代性けいれんです。

　いま、こう書きながらも、私はパソコンの前で、さかんに「行って休み、また行って」を実演しているのですが、見えますか？

　見えませんよね。みなさんに見ていただけないのが残念です。実技なら一目瞭然なのですが、文字で説明するのはもどかしいですね。見えなくても、想像してくださいよ。この図のようなイメージです。

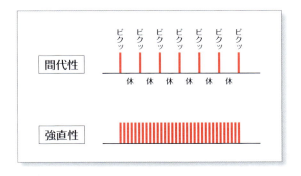

ブルブルは強直性けいれん

目撃者が「ブルブル震える」と言ったら、その「震え」は間代性けいれんではなく、おそらく「強直性けいれん」でしょうね。「間代性」と「強直性」はどこが違うのか。やはり、ポイントは「お休み」です。

強直性けいれんは「お休み」がない

生理学的には「お休み」が「ない」と言い切ると語弊があるかもしれませんね。「筋が十分に弛緩する時間がない」と理解した方がよいでしょう。関節周囲の多数の筋が、同時に、連続的に収縮することにより、関節はガチッと固定されている、というよりも、実際には細かく、速く揺れています。これが「ブルブル」という表現です。

目撃者によっては、これを「ブルブル」ではなく、「ガクガク」と表現するかもしれません。ですから、「ガクガクって、実際にはこうですか？」と身振りで確認する必要があります。

ピクピクのリズム

間代性けいれんでは、ピクピクのリズムも見ていきましょう。比較的リズミックに、つまり一定の間隔でピクピクする特徴があります。

一方、ミオクローヌスの場合には、単発か、もしくは連発したとしても不規則です。ピクッとして、ちょっと間が空いたかと思うと、次はピ

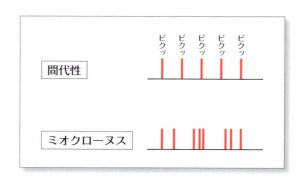

JCOPY 498-22882

クピクピクと連続したり。

リズムが整か不整か。この点も観察しましょう。

たとえば「症例3：ピクピクする乳児」（15 ページ）は睡眠中に閉眼したままピクピクしており、benign neonatal sleep myoclonus と診断しました。第1章では発作時に開眼しているか閉眼しているか、眼の状態に注目しました。症例3は閉眼したままの発作だったので、真の発作（＝てんかん）ではないと判断したのでしたね。

実はこのケースでは、開眼・閉眼に加えて、ピクピクのリズムも診断の根拠のひとつでした。発作時の動画を確認したところ、ピクピクのリズムが不整であり、間代性けいれんではなく、ミオクローヌスと判断しています。

🔆 実演しよう

ミオクローヌスは、ピクッとして、ちょっと間が空いて、次はピクピクピクと連発ですよ。またしても、私は懸命に「ミオクローヌス」の身振りをしているのですが、おーい、みなさん、見えますか？

何とか、私の渾身の実演を伝えたいものです。

てんかん専門医の心得 21

発作の様相
身振りで真似てみよ

右か左か

左右いずれの大脳半球から発作が出るのか。
側方徴候により症候学的に判定することができる。

右半球か左半球か

部分発作は脳のどの部位から出現しているでしょうか。前頭葉、側頭葉、後頭葉、ごくまれに頭頂葉。そして、それぞれ右か、左か。

脳はブラックボックスです。外から中は見えません。さまざまな分析を行い、部位を推定していきます。

MRI に異常があったとしても、本当にそこから発作が出ているかどうかは別問題です。脳波も同様です。発作間欠期の脳波異常が、必ずしもてんかん焦点に一致しているとは限らないのです。

てんかん焦点を判定するにはいくつかの方法論があり、これらを併せて総合的に診断を進めます。一般的に利用されている項目を 表12 に列挙しました。

表12 の最上段は発作症候学です。この本は、そもそも「症候学」がメインの話題です。このセクションでは、ここを攻めていきましょう。

表12 てんかんの焦点局在診断

発作症候学
発作間欠期脳波
発作時ビデオ脳波
脳磁図
MRI
SPECT
PET
神経心理

てんかん焦点

この言葉は何を意味しているのか、実は曖昧なんですよ。てんかん学

JCOPY 498-22882

表13 てんかん外科学で評価する皮質領域	
symptomatogenic zone	発作症状が出る領域
irritative zone	脳波異常が出る領域
seizure onset zone	発作起始部
epileptogenic zone	切除により発作が止まる領域

（Rosenow F, et al. Brain. 2001; 124: 1683-700[1]) より抜粋）

における「焦点」は、いくつかの異なる性格をもちます。主要な意味合いとして 表13 に４つの項目をあげておきますね。ここでは領域（zone）という用語が使われています。

Symptomatogenic zone（SGZ）は発作の症状が出る部位です。外見上の症状が出た時点で、てんかんの活動が脳のどの領域に到達しているか、その症状に対応した脳の機能局在部位を表しています。

Irritative zone は脳波異常の部位です。頭皮脳波や頭蓋内脳波で記録されるてんかん性発射が検出される部位です。

Seizure onset zone は文字通りに理解してください。

Epileptogenic zone（てんかん原性領域）は、ちょっと難しい概念です。てんかん外科手術で切除すると発作が止まる最小限の皮質部位とされています。切除したら発作が止まった、だからそこは epileptogenic zone だ、ということです。

４つの zone は一致しない

問題は、それぞれの領域が一致しないということ。

たとえば脳波異常。発作間欠期の脳波異常は irritative zone から出ます。実際には右半球にも左半球にも脳波異常が出る場合がありますね。どっちを手術したらいいでしょうか？　脳波だけではわかりません。

Seizure onset zone と symptomatogenic zone も一致しないことがあります。Seizure onset zone で発作が始まっても、この段階は臨床

症状が出ず、他の部位（symptomatogenic zone）に伝播してから症状が発現する場合もあるのです。

　ずいぶん、複雑な話です。てんかん外科手術の際には、こういったことを念頭において検討していきます。実際に、当院てんかんセンターのスタッフはてんかん外科手術を担当していて、こういったことを日々、現実的な問題として扱っています。

　ただ、硬膜下電極を使った脳波を体験しないと、「4つの領域」の話は理解が難しいでしょうから、みなさんは、何となく知っておくという程度で結構です。

側方徴候

　このセクションの話題は「右か左か」でしたね。話を元に戻します。

　Symptomatogenic zone（SGZ）で臨床症状が出ます。SGZの機能局在に対応した症状が、具体的に外に現れるのです。わかりやすい例として「右上肢のけいれん」をあげましょう。この場合、SGZは左半球にあると推測できます。

　てんかん活動がどこに存在するのか。右半球か左半球か。どちらの半球にあるのか示す所見のことを**「側方徴候」**と呼びます。臨床症状によって右か左かを判定しようという考え方です。

　この症状なら右半球、あの症状なら左半球、というように、明瞭に分けることができるか。信頼度の高い側方徴候と、そうでもない側方徴候があります。ここでは、信頼度が比較的高い徴候だけを取り上げますね。

運動症状

　四肢や顔面にけいれんを生じたら「右と左のけいれんは同じでしたか、左右差がありましたか」とか「片側ですか」とか、左右に関して質問しましょう。

JCOPY 498-22882

一側の上肢、下肢、顔面に生じたけいれんでは、SGZ は対側です。

頭部の**向反**（＝顔面が左右どちらかに向く）では、SGZ は対側です。**眼球偏位**の場合も、SGZ は対側が一般的ですね。

頭部の向反と眼球偏位の方向は、まあ普通は一致しますね。同時に発生することが多い徴候です。

頭部向反と眼球偏位。これに、さらに上肢の徴候が加わったらどうなるか。一側の上肢が伸展、反対側上肢が肘関節で屈曲し、伸展した上肢の方向へ頭部と両眼球が向く発作のさまを**フェンシング姿勢**といいます。SGZ は伸展した上肢の反対側です。

一側上肢の**ジストニー肢位**にも注目しましょう。肘関節軽度屈曲、前腕外旋、手関節屈曲、手指硬直です。SGZ は対側です。この徴候は側頭葉てんかんで認められ、基底核の症状と考えられています。

☀ 感覚症状

一側の上肢、下肢、顔面に生じた感覚徴候では、SGZ は対側です。

視覚症状としての**幻視**は、見えた幻視の対側に SGZ が存在します。

一側の頭痛では、SGZ は同側です。

☀ 発作後の症状

Todd 麻痺は有名ですね。「コラム：Todd 麻痺かな」（111 ページ）のように有名すぎたために間違ったケースもありますけど。発作後に生じる一側性の一過性の麻痺です。SGZ は対側の一次運動野です。

側頭葉てんかんでは発作終了直後に片手で自分の**鼻を拭う動作**がみられることがあります。SGZ は拭う手と同側です。

☀ 左右の違いを意識する

このセクションでは代表的な側方徴候を簡単に紹介しました。まだまだ、側方徴候として報告されている項目はたくさんあります。「少し

知っている」と「全く知らない」は大違い。実際に発作を目撃したとき、「全く知らない」と「鼻を拭う」が側方徴候だなんて、気づきもしませんよね。左右の違いに注意しながら発作を観察するという意識が必要ですよ。

深読みしすぎは禁物

ただし、何事もほどほどに。全身のけいれんで、わずかな左右差を見つけて側方徴候と判断すると失敗することもあります。全般発作のけいれんでも、若干の左右差はあるものですから。

発作を繰り返し観察し、再現性があれば側方徴候と判断してよいでしょう。

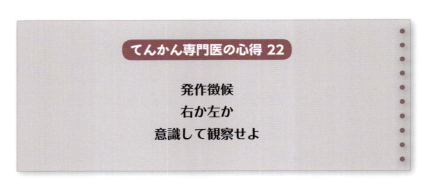

てんかん専門医の心得 22

発作徴候
右か左か
意識して観察せよ

文献

1) Rosenow F, Lüders H. Presurgical evaluation of epilepsy. Brain. 2001; 124: 1683–700.

JCOPY 498-22882

向かって左は

部分てんかんの焦点はどこでしょうか。右半球か左半球か。症候性てんかんでは常にてんかん外科手術の適応を考えていますから、ここはカチッと押さえておきたいポイントです。最大限の注意を払っているつもりなんですが、失敗してしまいました。白状いたします。

前頭葉てんかんの小学生です。脳波では左右両側に spike を認めますが、**右の方が多い**。頭部 MRI では明瞭な病変を欠きます。お母さんに聞きますと、**「発作時に眼が左に向く」**とのこと。ふつう、symptomatogenic zone は眼球偏位の対側ですよね。したがって、このケースでは右半球起源の可能性を想定していました。

半年ほどの薬物治療で、かなり発作頻度が減ったとき。久しぶりに発作が出たので、詳しく様子を聞きました。お母さんは几帳面に発作をメモされています。**「眼は左」**と書いてあります。

「眼が左ってことは、**右半球の発作**ですねぇ」

とジェスチャーをまじえて説明したら、お母さん、

「いいえ、逆です」

よく聞くと、**「母から見て左」**、つまり向かって左に眼が向くのだそうです。向かって左は**本人の右**。この半年、ずっと間違ってました。

ずいぶん昔の話です。あれ以来、どの患者さんを診ても、右か左か、相当に神経質になっております。言葉だけでは間違うので、体を使ってジェスチャーで「こっちですか」と確認しないと心配です。

また発作しちゃった

通常のけいれんでは、終了後にぐったりしている。
瞬時に回復する場合は不自然である。

「時間の流れ」の最終段階

　症候学は時系列で検討する。この本で繰り返し触れてきたポイントです。発作前、発作中、発作後の「時間の流れ」に沿って確認していきましょう。第3章は主として「発作中」の症候学を扱ってきましたが、ここで最終段階の「発作後」に話題を転じます。

発作が終わった後の状態

　発作後の状態はどうでしょうか。もうろうとする、ぐったりする、眠っている。まあ、普通はこんな状態ですね。意識がしっかりしていたとしても吐き気や頭痛を訴えたりして、調子は良くなさそうです。

　一方、発作終了後、とても元気なケースもあります。欠神発作（88ページ）では、終わった途端にケロッとしていますし、ミオクロニー発作（52ページ）は一瞬で終わり、意識障害も伴いません。このほか、一部の単純部分発作でも、終了後の回復は速やかです。

　このように発作型ごとに、終了後の様子が異なります。終わった後の状態を確認すると、発作型診断に役立ちます。

　たとえば、ぼーっとする発作。やや持続が長めの欠神発作は複雑部分発作と区別が難しいことがあります。発作の終了が曖昧で、いつ終わったのか明瞭でない場合は複雑部分発作でしょうね。一方、瞬時に回復するなら欠神発作の確率が高い、という具合です。

JCOPY 498-22882

では、次のケースで発作終了時の様子を確認してみましょう。

発作群発でも元気いっぱいの女児

4歳発症のてんかんで、重積や発作群発の既往があります。10歳のときに当院へ紹介されました。初診時の問診で、ここ数ヵ月は発作がないとのことでした。さて、初診の翌朝、お母さんから連絡があり、発作頻回とのこと。昨夜から「何十回もけいれんしている」そうです。

すぐに来院していただきました。で、本人が歩いて診察室に入ってきたのには、びっくりしました。何十回も発作があって、一人で歩いている？　てっきり、ぐったりしていると思っていたのですが。

緊急で脳波を記録すると、後頭部αリズムがきれいに出ていますし、徐波も増えてません。何だか、おかしいですね。

とにかく入院してもらいました。

発作時脳波では有意な変化がみられません。けいれんが止まると、本人曰く、**「また、発作しちゃったぁ」**。

心因性非てんかん性発作（psychogenic non-epileptic seizure, PNES）と診断しました。

「難治性てんかん」として、てんかん専門医で管理されていたケースです。発作頻度が減って、しばらく調子がよいとのことで、自宅に近い当院へ紹介されました。初診日の夜から「発作」が群発し、翌朝、入院しています。

「何十回もけいれん」となれば、ぐったりして歩けない、起き上がれない、意識はもうろう。そうなりますよね。一人で歩けるわけがない。ところが元気そうにしていて、ギャップに戸惑いました。

発作間欠期脳波にはてんかん性発射がかなり多いのですが、基礎律動は正常であり、徐波は増加していません。「何十回もけいれん」には見合わない脳波所見です。案の定、発作時脳波には変化がありませんでし

た。

けいれん後、ぐったりせず、すぐに意識が戻ります。「また、発作しちゃったぁ」ですから、本人も発作の自覚があり、PNES なのか詐病なのか。

いつから PNES なのか。けいれんの発症は 4 歳で、この当時は真のてんかんであっただろうと推察します。途中から PNES に変容したのでしょうが、紹介元では PNES を想定されていませんでした。

転医初日の発作群発であり、主治医が変わったことへの本人からのアピールだったかなと理解しています。

その後、何年か経ちましたが、治療は児童精神科医とともに苦労しております。いまだに PNES は治まりません。ただ真のてんかん発作とみなされる症状は全くみられません。

てんかん専門医の心得 23

けいれん直後
瞬時に回復したら
怪しい

JCOPY 498-22882

発作終了後の硬直

熱性けいれんで意識障害と筋緊張亢進が続くことがある。
真のけいれん重積ではなく、抗けいれん薬は無効である。
確実な診断には発作時脳波が必要である。

続いているのか、止まっているのか

第 1 章で繰り返し問いかけましたね。けいれんは続いているのかどうか。実際には、この判断はかなり難しいのです。第 1 章では「眼の状態を観察」するよう勧めました（8 ページ）。

四肢に硬直がなくても、開眼していれば発作

症例 1（6 ページ）では四肢のけいれんが自然に治まった後も開眼状態が続いており、重積状態と診断しました。

では、逆はどうでしょうか、というのがこのセクションの話題です。つまり、こんな状態です。

逆のケース: 四肢の硬直が続くが、閉眼している

第 1 章で陽性症状について解説しました（13 ページ）。陽性症状があれば真の発作の可能性が高い。たとえば「四肢の硬直」は陽性症状でしたね。では、眼の状態はどうでしょうか。「開眼」は陽性症状です。しかし、「逆のケース」では「閉眼」しているのです。となると、

四肢の硬直　＝　陽性症状あり

閉眼　　　　＝　陽性症状なし

ということになります。さあ、困りましたね。四肢に「陽性症状あり」ですが、「閉眼」している患者で発作が続いていると判断してよいでしょうか？　実際にこういうケースを稀に経験することがあり、救急外

来で判断に迷います。

熱性けいれんの救急搬送

　初めての有熱時けいれんをきたした生後 9 ヵ月男児です。全身が硬直
し、開眼、眼球は上転していました。約 18 分で自然に閉眼し、治まっ
たように見えました。救急車を要請し、当院到着はけいれん開始から約
30 分です。初診時 **「閉眼しているが、四肢は伸展し硬直」** という状態で
した。担当医は「まだ、けいれんが続いている」と判断し、ジアゼパム
を静注しました。ただちに四肢の硬直は解消したのですが、すぐに再燃
しました。そこでジアゼパムを追加すると、一時的には改善するのです
が、また再燃します。けいれん重積が続いていると判断し、次はチアミ
ラール（23 ページ）を静注しました。やはり経過は同じで、一時的に解
消するのみです。四肢の硬直は持続性ではなく、ときどき弛緩するので
すが、しばらくするとまた硬直します。このように、断続的に繰り返し
ましたが、チアノーゼは伴いませんでした。

　けいれん発症から 3 時間弱で意識が回復し、その後、四肢の硬直も解
消しました。

　急性期の血液生化学検査、頭部 CT には異常はみられません。また、
後日実施した脳波にも異常を認めませんでした。

筋緊張亢進が続く

　症例 18 はけいれん重積だったのでしょうか。抗けいれん薬を計 3 回
静注していますが、結局、無効でした。意識回復後、特に後遺症はな
く、脳症を示唆する所見もありません。真のけいれん重積ではなかった
ようにみえる経過です。確定診断ではありませんが、次の病態を想定し
ています。

Prolonged nonepileptic twilight state with convulsive manifestations after febrile convulsions[1,2]

　熱性けいれんで、真のけいれんは止まっているが、意識障害が遷延し、四肢の筋緊張亢進が続き、あたかも「けいれん重積」のようにみえる状態です。

　真のけいれん重積は律動的・持続的ですが、この病態では断続的・非律動的な筋緊張亢進であるとされています。またチアノーゼを欠くことも特徴のひとつです。Yamamoto[1] の初出論文では眼球偏位が報告されています。Specchio ら[2] のケースでは、「閉眼」が持続していました。抗けいれん薬は無効であり、無治療で回復するとされています。

　発作時脳波では、てんかん性変化を認めず、全般性律動性 θ 波あるいは高振幅徐波がみられるとされていますので、確実な診断には発作時脳波が有用です。

　症例 18 を救急外来で対応した医師は「けいれん重積」と判断したのですが、静注薬への反応が乏しいことと、閉眼していることに相当違和感を覚えたようです。結局、発作時脳波は記録されていないので、診断は確定しておりませんが、この病態であった可能性が高いと判断しています。3 時間弱にわたって繰り返しており、緊急脳波を実施すべきケースでした。

てんかん専門医の心得 24

閉眼し、四肢硬直
発作時脳波が必要

文献

1) Yamamoto N. Prolonged nonepileptic twilight state with convulsive manifestations after febrile convulsions: a clinical and electroencephalographic study. Epilepsia. 1996; 37: 31-5.
2) Specchio N, Cusmai R, Volkov J, Montaldo P, Vigevano F. Occurrence of a prolonged nonepileptic motor status after a febrile seizure. Epilepsia. 2006; 47: 1079-81.

JCOPY 498-22882

Todd 麻痺かな

　発作後に生じる一側性の一過性の運動麻痺を Todd 麻痺といいますね（101 ページ）。対側の一次運動野の発作を示唆する側方徴候です。

　まず、成人の事例を紹介しましょう。知的障害を合併し、かかりつけ医でてんかんの治療を続けています。発作は完全には抑制されていませんが、ふだんの発作は軽度の意識減損だけで、けいれんはありません。ある日、未明にけいれん発作をきたしました。全身の間代性けいれんで、眼球は上転、持続は約 2 分でした。発作後、右上肢の麻痺に気づかれました。かかりつけ医では Todd 麻痺と判断され、経過観察となりました。翌日になっても麻痺が持続しているため、「Todd 麻痺にしては経過が長く、脳血管障害疑い、頭部 CT 希望」として当院へ紹介されました。

　さて、診察しますと、手指、手関節、肘関節は動きますが、上腕を動かせず、肩関節の問題のようです。他動的に動かすと痛みを訴えます。レントゲン撮影で肩関節脱臼を確認し、整形外科医に整復してもらいました。すみやかに肩の動きが回復し、痛みも解消しました。

　次は 2 歳の男児。ときどき左上肢を動かさなくなります。その都度、接骨院で「肘が脱けている」と言われ、施術を受けると、そのうちに治ったそうです。3ヵ月後、左上肢の間代性けいれんに母が気づき、当院初診。このとき左上肢は「肘が脱けた」ときと同様に、動きません。部分発作後の Todd 麻痺と診断しました。てんかん治療開始後は「肘が脱ける」ことはなくなりました。これまでの症状は発作後の Todd 麻痺であったものと推察しました。直前のけいれんに気づかれなかったのでしょう。

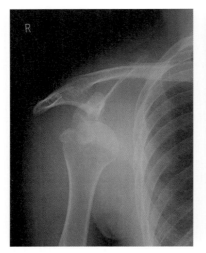

整復前

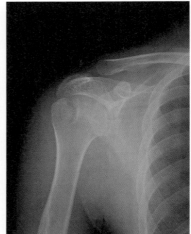

整復後

JCOPY 498-22882

脳波は諸刃の剣

4

　第1章では「発作が続いているかどうか」、第2章では「発作の直前の様子」、第3章では「発作そのもの」をテーマとしました。

　ここまで、脳波について、あまり触れてこなかったことに気づかれましたか。実は意図的に避けてきました。それには訳があります。症候学的なアプローチの重要性を強調し、脳波に頼り過ぎない姿勢が重要だと考えているからです。

　脳波検査は重要です。とっても役に立ちます。一方で、症候学の裏付けのない脳波検査は危険をはらみます。症候学と脳波検査。うまくバランスをとる必要があるんですね。

　脳波って、実は扱いが難しいんですよ。この章では「諸刃の剣」としての性格を紹介いたします。

脳波に異常なし　さあどうするか

発作間欠期脳波に異常がなくても、てんかんは否定できない。

脳波に対する心構え

　この本は「教科書を真似しない」「教科書には書けない話題」をポリシーとしています。第 4 章では脳波を扱いますが、ここで、**てんかん診療に脳波は有用である**というような優等生的見解を述べるつもりはありません。むしろ、こうした考え方が独り歩きしている現状を憂えています。確かに脳波は役に立つ検査なんですが、じゃあ、脳波さえあれば解決するかというと、とんでもない。そんなことはありません。やたらと検査を重視する風潮に、私はきっぱりと逆らいます。

あえて、いったん、脳波を捨てる

そういう態度も必要だと感じています。

　たとえば「症例 6：思春期のストレス」（36 ページ）。当初、発作間欠期脳波に異常を認めず、心因性非てんかん性発作とみなされていました。しかし、実際には前頭葉てんかんでした。

「検査異常なしは心因性」と決めつけない

　結局、この患者さんは 1 年あまりにわたって適切な治療を受ける機会を逸しています。

　なぜ、こんなことが起きるのか。事例検討では、失敗を「どうすれば防げるのか」追求する、これがルールです（12 ページ）。失敗を避け、成功を勝ち取るためにはどうすべきか。脳波学の教科書には異常所見の解説はあっても、そういう視点での**脳波の利用法**には触れていません。脳波はツールです。道具ですから、使い方を学んで上手につきあいま

しょう。でも危険な「剣」でもあります。この章では諸刃の剣としての脳波の性格を述べていくことにします。

偽陽性・偽陰性

　脳波異常がなくても「てんかん」との診断は可能です。発作間欠期に異常を検出できないが診断はてんかんという患者さんは、それほど珍しくありません。そういうケースは小児よりも成人に多いですね。

　逆に、脳波異常があったからといって、それだけで「てんかん」と診断することはできません。てんかんのない人でも脳波の異常は検出されます。こちらは特に小児に多いですね。

脳波異常あり	だからといって、てんかんとは断定できない
脳波異常なし	だからといって、てんかんは否定できない

　偽陽性・偽陰性、どちらもあるのです。ですから、

　　　脳波をとれば、てんかんはわかるだろう

なんてわけにはいきません。症候学的な検討を加える必要があります。症例6のように、「どんな症状が」、「いつ」、「何をしているときに」、「繰り返したか」という点を確認していきましょう。

　症状が症候学的にてんかん発作に矛盾しないなら、脳波に異常がなくても、てんかんと診断することが可能、となると、結局、

　　　脳波異常あっても、なくても、「てんかん」は「てんかん」

ということです。こう言うと、「えーっ?」と、いぶかしがるドクターがいます。当院でも小児科や他科の医師は、そう思っているふしがありますね。脳波に異常があるとか、ないとかいっても、所詮は発作間欠期の所見に過ぎません。

　　　脳波を信頼したために失敗

という事態は避けたいですね。

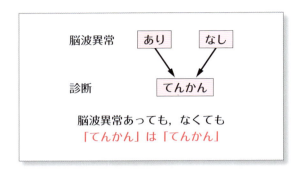

脳波異常　あり　なし

診断　てんかん

脳波異常あっても，なくても
「てんかん」は「てんかん」

☀ 「脳波異常なくても、てんかん」と知ってはいるが

　「症例8：走っていて倒れた」（44ページ）は運動中の意識消失です。脳波異常はありませんが、初期診断はてんかんでした。担当した脳外科のドクターは、**「脳波異常なくても、てんかん」**があり得ること知っていたのですね。知っていたからこそ、てんかんを想定して当院へ紹介されました。「症例12：脱力発作の幼児例」（55ページ）はもやもや病でした。脳波異常はなく、初期診断はてんかんでした。紹介元の小児神経科医も**「脳波異常なくても、てんかん」**があり得ると、当然、知っていたのです。この脳外科や小児神経科のドクターのように、知っているのに間違う、ということがあるわけです。むしろ、知っていたから間違ったともいえます。いずれのケースでも症候学的検討を工夫する必要がありました。

　このような事例検討を通じて、症候学的診断の重要性をご理解いただけたらと願います。

JCOPY 498-22882

てんかん専門医の心得 25

発作間欠期脳波
過信するな

なぜ脳波に異常が出ないのか

脳波異常を検出できない理由を考えてみる。
可能な対策が見つかるかもしれない。

てんかんなのに、どうして

　感度・特異度ともに100％の検査があれば便利なんですが、どの検査法にも限界があります。その点はみなさんご承知のはずなんですが、てんかんに限ると、どうも、こんな思い込みがあるようです。

てんかん　なら　脳波異常あり　に違いない

　実際には、てんかんであっても脳波異常がないケースは珍しくありません。どうして異常を検出できないのか。その理由を考えてみました 表14 。順番に見ていきましょう。

表14 脳波異常を検出しにくい背景

覚醒時記録のみ
不十分な賦活法
短時間の記録
電極配置の特性
脳の深部からの放電
発作後、数日以内

覚醒時記録

　覚醒時の脳波だけ記録して、それで終わりなんてことになってませんか。てんかん診療には睡眠時記録が必要です。てんかん性の脳波異常は覚醒時には出現しにくいことが多く、睡眠で検出率が上がります。

　他科のドクターと話をしていたとき。睡眠脳波が重要と言うと、どうやって記録するかとの質問。寝るまでとり続けるんだよと答えたら、驚いていました。というより、呆れていました。寝るまでずっと待つなんて、あり得ない、という感想ですね。

JCOPY 498-22882

てんかんでは、寝るまでとって当たり前です。

不十分な賦活法

　脳波は安静閉眼時の記録が基本です。ただ、これだけだと異常の検出率が低いので、さまざまな工夫が開発されています。このような工夫のことを**「賦活法」**といいます。ルーチンに実施されている賦活法は、**「開閉眼」「過呼吸」「閃光刺激」「睡眠」**の４つですね。これらの賦活法によって、てんかん性異常が増えたり、あるいは新規に出現したりします。十分に実施する必要があります。

　脳波の初心者に質問すると、まあ、こんなレスポンスですね。

「開閉眼を行う理由は何ですか？」

「α波の抑制です」

　確かに開眼すると後頭部α波は抑制されるのですが、それと、てんかんの診断と、どう関わるのでしょうか？

「α波が抑制されて、それで何がわかるの？」

「…………」

　もう、答えられなくなりました。

　開眼時に徐波やα波が抑制されるかどうか。その現象とてんかんは、あまり深い関係がありません。

　開閉眼で何を見るか。後頭部に棘徐波があれば、開眼で抑制されるかどうか。特発性てんかん（Gastaut 型）では抑制される傾向がありますね。また、閉眼直後に全般性の棘徐波が惹起されることがあり、これは光感受性（46 ページ）を反映しています。

　次は過呼吸。これは小児欠神てんかんで有名です。未治療の場合、発作が 100 ％誘発されるので、診断価値が高いのです。でも、ちゃんと過呼吸できたかどうか。過呼吸自体が不十分だと、欠神発作は出現しません。

　賦活法の中では特に睡眠賦活が重要です。その他の３つの賦活法も

利用価値が高いのですよ。

短時間の記録

　患者さんに脳波の結果を説明するとき、「脳波に異常はありません」と話した後、「正常という意味ではありません」と付け加えます。

　「異常なし ＝ 正常」と思う患者さんは多いでしょうからね。そして、このように続けます。

> 　脳波はとった時間帯のことしかわかりません。1 時間とったら、その 1 時間には異常が見つからなかったということです。1 時間で異常がなくても、2 時間とると異常が出るかもしれませんよ。

　外来では時間が限られ、むやみに長い検査はできません。短時間の検査では異常検出率に制約があることを知っておくべきです。入院では長時間ビデオ脳波モニタリングを実施し、数日間連続で記録します。それに比べれば、外来の通常検査はほんの短時間に過ぎません。たった 1 時間ですべてがわかる、なんてことはないのです。

電極配置の特性

　頭皮に電極を貼り付けて脳波を記録します。どこに電極を付けるか。電極の配置は「10-20 法」という国際的な規格で定められています。「じゅう　にじゅう　ほう」じゃないですよ。英語読みしてください。「Ten-Twenty ほう」です。お手元に脳波の教科書があれば見て下さい。頭皮に 19 個、耳朶に 2 個、計 21 個の電極を使用します。最も外周の電極の名称は、右前方から時計周りに Fp2、F8、T4、T6、O2、O1、T5、T3、F7、Fp1 です。このうち Fp1 と Fp2 は前額部に貼り付けるのですが、位置としては眉と前髪生え際の中間付近になります。こ

JCOPY 498-22882

の位置ですと前頭葉の下部（眼窩面）はカバーできません。また、T3とT4は頭部の真横、耳介の上に位置します。耳穴よりも数cm上であり、これでは側頭葉の下部をカバーできません。10-20法では、

脳の下部をカバーしていない

ということを知っておくべきです。脳波で脳全体の活動を掌握しているわけではないのです。

「海馬硬化症を伴う内側側頭葉てんかん」を例にとります。このてんかんで、てんかん性棘波が検出されやすい場所はどこか。「眼窩外方・外下方」「こめかみ」「耳前部」なんですよ[1]。さきほどの10-20法は、この領域の一部しかカバーしていません。つまり、取りこぼしがあるということ。極端な話、頬部からだって脳波は検出できます。顔の領域まで脳波は伝播しているのです。

顔からも脳波は検出できる

当院では図のような脳波検査法を導入しています。**「高密度センサー脳波計（dense-array EEG)」** といいます。センサーの数は **256個** です。

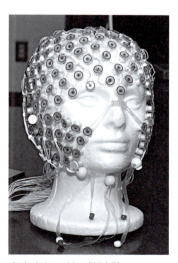

高密度センサー脳波計

数多くの電極を「高密度に配置する」という意味です。顔や頸部にも電極を配置し、脳全体を包み込むようにして脳波を記録していきます。これだと取りこぼしを最小限にとどめることができますよ。私たちは日本で最初にこの脳波計をてんかん臨床に応用し、てんかん焦点の検索に役立てています。

脳の深部からの放電

　脳の表面からの放電は頭皮で容易に検出できます。一方、脳の深部は難しい。なぜって、距離が遠いからですよ。深部からの放電の振幅が十分に大きければ、頭皮まで届きます。しかし、元の放電が小さければ途中で減衰し、頭皮では見つけにくいわけです。脳深部のてんかん、たとえば「視床下部過誤腫による笑い発作」では、発作時でさえ頭皮脳波では変化が見つかりにくいのです。

発作後、数日以内

　「初めてのけいれん」で病院を受診。じゃあ脳波をとりましょう。3日後に検査を予約しました。

　まあ、通常はこんなタイミングでしょうか。実は、これだと脳波異常が見つかりにくいのです。発作から数日以内は脳波異常がふだんよりも出にくいことがあります。時間帯としては、おおむね1週間くらいと言われています。できればその時間帯は避けるべきでしょうね。3日後にとった場合でも、「いまは、異常が出にくい時期」ということを知った上で解釈するのならいいですよ。

　発作から24時間以内は、逆に異常検出率が高まるという報告もあります。ですから、すぐにとるというのもお勧めです。3日後っていうと中途半端なんですね。

JCOPY 498-22882

てんかん専門医の心得 26

脳波異常が出ない
それには訳がある

文献

1) 大熊輝雄, 松岡洋夫, 上埜高志, 齋藤秀光. 臨床脳波学 第6版. 医学書院; 2016: 226.

脳波に異常があるとき

発作間欠期脳波に異常があっても、てんかんとは限らない。

脳波異常あれば「てんかん」か

前のセクションで、こんな思い込みを指摘しました。

　　てんかん　なら　脳波異常あり　に違いない

てんかんなら、当然、脳波異常があるだろう、という誤解ですね。その逆もまた誤解です。つまり、

　　脳波異常あり　なら　てんかん　に違いない

脳波は偽陽性・偽陰性を伴います。感度・特異度が 100 ％ ということはあり得ません。それは他の検査法とて同じことなんですがね。なぜか脳波に関しては神秘的に信頼してしまう風潮が見受けられます。ホントなんですよ。てんかん外来をしておりますと、「脳波に異常があるんだから、てんかんだ」という、乱暴な文脈の紹介を受けます。たとえば、こんなケースです。

症例19

確かに脳波異常はあるが

4 歳の女児が「難治性てんかん性頭痛」との診断で紹介されてきました。抗てんかん薬を半年ほど使用しても効果なかったとのことです。入院の上、複数回の症状を観察したところ、次のような特徴が明らかになりました。

・覚醒時に急にしゃがみこむ
・じっとして、苦しそうな表情、顔面紅潮、視線が合う

・けいれん（−）、自動症（−）
・持続 1〜3 分、頻度 2〜3回/日
・発作直後に尿失禁を伴うことがある
・発作終了後、すぐに元気になり、眠らない

　発作間欠期脳波には両側中心部・側頭部にてんかん性発射を多数認めました。ビデオ脳波モニタリングでは発作時脳波に変化を認めませんでした。てんかんを否定し、抗てんかん薬を中止しましたが、発作頻度は変化しませんでした。

そもそも「頭痛」ではなかった

　「てんかん性頭痛」について、そもそも、そんな病態があるのかどうか異論があります。その議論については別のセクションで取り上げることにします（138 ページ）。

　さて、症状の一覧を見て下さい。入院後、何回かの発作を観察して確認した項目です。どこにも「頭が痛い」と書いていませんよ。どういうことでしょうか。元の診断は「てんかん性頭痛」でしたよね。お母さんに確認したところ、事情がわかりました。

> 　本人が痛いと言ったことはありません。しゃがみ込んで、苦しそうにしているので、担当の先生と相談したら、頭でも痛いんじゃないでしょうかね、という話になって、それじゃ脳波をとりましょう、と言われて、脳波をとったら、てんかんと言われたんです。

「頭痛」はお母さんと担当医の空想物語でした。
　若い頃、恩師の故・大田原俊輔教授に「story making はいけませんよ」と、よく叱られたものです。根拠のないストーリーを作るなと、厳

しく指導を受けたことを思い出します。

このケースは、まさに story making でしたね。

脳波異常あり、てんかんか？

頭痛は否定としても、さて、この症状は何でしょう。

確かに脳波にはたくさん異常がありました。ただし、発作間欠期だけです。発作時脳波にはてんかん性変化はなかったのです。したがって、この発作はてんかんではないと考えるのが妥当です。だから抗てんかん薬は効かなかったし、薬を止めても悪化しません。

では、ホントに何なのか。

症候学でいこう

頭痛でもないし、てんかんでもない。そこで、症状を細かく分析してみました。すると、2つの特徴が見えてきました。

(1) しゃがみ方に一定の再現性がある

(2) 発作直後に尿失禁を伴う

まず（1）。しゃがむ姿勢が、いつも同じなんです。右下肢は膝を立て、足底全体を床につける。左下肢は膝を前方に突き出し、足趾を床につけ踵を上げ、踵の上に体幹を乗せて座るのです。

そして（2）。遺尿症の鑑別診断を考えてみたのです。

(1)（2）を併せて、やっと診断できました。これです。

昼間遺尿症に伴う行動だった

初出は Vincent[1] が Lancet 誌に報告した遺尿症の8歳女児です。Curtsy sign（しゃがんでお辞儀をする婦人のさま）と名付けられ、自らの踵の上に座るようにしゃがみ、踵で会陰部を圧迫して尿漏れを防ぐ仕草です。de Jonge[2,3] は urge syndrome と称し、発症は4〜5歳で、圧倒的に女児に多いと報告しました。昼間遺尿症の女児では比較的多く

みられる行動とされています。

　文献 2 に女児の写真が載っており、お母さんに見せたところ、お子さんのしゃがむ姿と瓜二つ。あまりにもそっくりで、驚いておられましたね。

　本人に問うと「びゅっとした」としか表現しません。「おしっこが漏れそうで、押さえて、止めた」とは説明してくれませんので、なかなか診断が難しかったケースです。

脳波検査の適応ではない

　てんかん発作はなかったのです。てんかん発作とまぎらわしい症状というわけでもありませんでした。それにも関わらず脳波検査が実施され、たまたま異常が見つかりました。このケースの脳波異常は両側の中心部・側頭部に認められ、いわゆる「ローランド領域」*4 に相当します。この領域に無症候性のてんかん性発射が偶発的に発見されることは、小児では稀ではありません。発作間欠期脳波にこのような脳波異常を見つけた場合でも、症状がてんかん発作に相当しなければ、てんかんとは診断できません。

　　　　必要のない脳波検査
　　　　　　→　無症候性の脳波異常を発見
　　　　　　　　→　抗てんかん薬開始
　　　　　　　　　　→　効果なし
　　　　　　　　　　　　→　難治性てんかんと判定
　うわー、どんどん、悪い方向に進んでしまいますね。そもそも、脳波

---

*4 **ローランド領域**
　頭皮脳波において左右の中心部〜中側頭部付近の領域を指します。脳の解剖学的位置としては中心溝の周辺領域に相当します。ローランド（Roland）溝 ＝ 中心溝です。中心側頭部棘波を示す良性てんかん（benign epilepsy with centrotemporal spikes, BECTS）では、この領域にてんかん性発射を認めます。BECTS を発症していない場合でも、小児ではこの領域にてんかん性発射を検出することがあります。

をとる必要はなかったのです。

脳波検査が誤診を生む

　脳波は諸刃の剣。その意味を理解いただけたでしょうか。利用法を誤ると、とんでもない方向に行っちゃいます。

　次のセクションでも、この話を続けていきます。

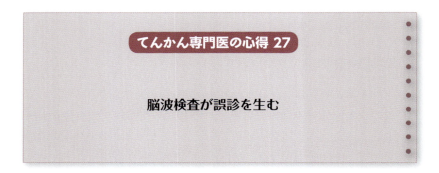

てんかん専門医の心得 27

脳波検査が誤診を生む

文献

1）Vincent SA. Postural control of urinary incontinence. The curtsy sign. Lancet. 1966; 2: 631–2.
2）de Jonge GA. The urge syndrome. Kolvin I, MacKeith RC, Meadow SR eds. Bladder control and enuresis. Spastics International Medical Publications; 1973: 66–9.
3）van Gool JD, de Jonge GA. Urge syndrome and urge incontinence. Arch Dis Child. 1989; 64: 1629–34.

JCOPY 498-22882

熱性けいれんと脳波

熱性けいれん患者に脳波異常がみられることがある。
しかし、将来のてんかん発症を予測することはできない。

熱性けいれんに脳波検査

　熱性けいれんの子どもはたくさんいます。1980年代後半、私が仕事を始めた頃の日本の状況では、当然のように脳波検査が実施されていました。周りを見習って私自身もルーチンで脳波をオーダーしました。多くの件数をこなしていくと、それほど珍しくなく異常が見つかります。見つけたからにはそのままにもできず、定期的にフォローすることになりますね。ときには何年も。

　1990年代前半だったと思います。臨床決断分析（clinical decision analysis）という考え方に接しました[1]。ふだん何となく実施している治療や検査に、どんな意味があるのか、疫学的手法で検討する学問です。EBM全盛の今となっては当たり前の思想なんですが、当時は新鮮な印象を受けましたね。で、そのとき考えてみたのが、熱性けいれんの脳波。これって、どうなのか？

　ずっと疑問に思ってきました。この検査には意味があるのか？　今では、はっきり「**熱性けいれんに脳波は不要**」と考えています。当院では数年前から、熱性けいれんと診断した子どもには脳波をとらないというプロトコルを運用しています。熱性けいれんの重症度にかかわらず、一切、とりません。

熱性けいれん2回目、脳波検査をお願いします

　さすがに今は、初回の熱性けいれんで脳波をとる施設はないでしょう。紹介されてくるのは2回目以降です。「2回目の発作です、脳波よろしく」という依頼ですね。

　紹介状を持参された患者さんに、こう説明しました。脳波をとっても意味はありませんよ。検査を実施して、もし異常が見つかっても、特に治療の必要はありません。とっても、とらなくても、結果は同じです。お母さんは納得されて、検査を受けずに帰られました。そうしたら、紹介元のドクターから電話。脳波をとるようにと言って紹介しているのに、とらないのはどうしてか。理由を説明した上で、熱性けいれんの脳波適応に関する文献をファックスで送った覚えがあります。

検査に何を期待するのか

　熱性けいれんで脳波をとって、どんな利益を望むのか。知りたいのは、現状を把握し、未来を予測することですよね。

　　現状: てんかん性脳波異常があるか
　　未来: 発作を繰り返すか

　脳波をとれば、現状を評価することはできます。しかし、残念ながら脳波で**未来を予測すること**はできません。私なりの考え方をまとめてみました。 表15 を順に見ていきましょう。

表15 熱性けいれんにおける脳波異常

1）熱性けいれんの再発予測はできない
2）将来のてんかん発症を予測できない
3）現時点でてんかんとは診断できない

JCOPY 498-22882

熱性けいれんを繰り返すかどうか

　2回目の熱性けいれんの後、3回目があるのかどうか。それが気になるから脳波を依頼されるのでしょう。患者さんも、その説明を期待して病院を受診されるわけです。

　熱性けいれんの再発予測因子として4つの項目が知られています[2]
表16 。未来を予測する。つまり、将来、熱性けいれんを繰り返すかどうかを予測する。それを知りたいのであれば、これらの因子を検討しましょう。いずれかの因子を有する場合、再発の確率は2倍以上となると記載されています[2]。注目していただきたいのは、これらの因子に「脳波」が含まれていないこと。脳波で未来を予測できるというエビデンスはないのです。

表16 熱性けいれんの再発予測因子

1) 両親のいずれかの熱性けいれん家族歴
2) 1歳未満の発症
3) 短時間の発熱-発作間隔（概ね1時間以内）
4) 発作時体温が39℃以下

（熱性けいれん診療ガイドライン2015[2]より）

てんかんを発症するかどうか

　熱性けいれん患児に脳波異常があったら、将来、てんかんを発症するのか。答えは「わからない」です。「ない」とは言いませんよ。「予測できない」のです。

　「熱性けいれん診療ガイドライン2015」[2]で紹介されている論文[3]を引用します。初回の熱性けいれん患児560例を対象とした、観察期間5.3±1.3年（2.5-8.5年）の研究です。脱落は59例にすぎず、捕捉率が高い調査でした。観察期間中に27例（5.4％）がてんかんを発症しています。初回の熱性けいれんの7-10日後に脳波を記録し、105例で

脳波異常を検出しました。このうち、てんかんを発症したケースは 4
例（3.8 ％）にすぎず、脳波異常の有無はてんかん発症に関連しないと
結論されています。

「熱性けいれん診療ガイドライン 2015」では、脳波について、この
ように記載されています。

---

1. 単純型熱性けいれんを起こした小児に対して脳波検査をルーチン
   に行う必要はない
2. 複雑型熱性けいれんにおいては脳波検査でてんかん放電の検出率
   が高いことが報告されているが、てんかん発症の予防における臨
   床的意義は確立していない

---

560 例中 105 例で脳波異常があったのですから、かなり高率ではあ
ります。しかし、脳波異常があっても、将来、てんかんを発症する確率
は低く、大半が発症しなかったというデータが示されています。逆に、
脳波異常がなかったケースからも、てんかんを発症しています。このよ
うに、脳波異常の有無によって、将来のてんかん発症を予測することは
無理なのです。脳波にそこまで期待しないでください。

☀ 脳波異常 ＝ てんかん　にあらず

表15 の最下段「現時点でてんかんとは診断できない」は、これま
で繰り返し述べてきましたね。

脳波異常　≠　てんかん

脳波に異常があっても、それだけではてんかんとはいえません。てん
かんに相当する発作がなければ、てんかんと診断しないのです。

「てんかんに相当する発作」に熱性けいれんが含まれるかどうか。確
かに「けいれん」を有する病態なんですが、「有熱時しか出ない」とい
うところがポイントです。てんかんは「非誘発性」発作を繰り返す病態

JCOPY 498-22882

です。「発熱という契機」で生じたけいれんは、「非誘発性」には該当しないと解釈されています。したがって、熱性けいれんは、たとえ脳波異常を伴っていたとしても、狭義の「てんかん」とはいえません。

ずいぶん昔、私自身が指導医から受けた教育は、なんと、この真逆でした。「脳波に異常があるのだから、てんかんに違いない」。**熱性けいれんでも脳波に異常があれば「てんかん」と診断するように指導された**のです。かつて、そういう時代がありました。いまだに「熱性けいれん2回目、脳波検査をお願いします」という紹介が絶えないのですが、このような歴史的背景もあり、なかなかすぐには変わりませんね。

熱性けいれんで脳波をとらない理由

熱性けいれんで脳波異常は比較的高率に検出されます。文献3では2割近くのケースで脳波異常が見つかっています。でも、あえて主張します。脳波は不要です。なぜか。ここまで読んでいただいて、脳波が期待したほどには役に立たないことを理解いただけたはずです。

役に立つ検査とは

1）現状を把握する

2）未来を予測し、対策を講じるチャンスを得る

そういう意味で、熱性けいれんの脳波は役に立たないのです。異常が見つかったとして、その時点で具体的な対策を立てられるか。それが無理なんですね。だって、脳波異常があったからといって、熱性けいれんの予後はわかりませんし、てんかん発症の予測もできません。未来を予測できないのですからね。脳波異常があったとしても、現時点でてんかんとは診断できませんので、現状の把握としても利用できるような情報は得られないのです。

結局、脳波をとって、異常を見つけて、次に、**どう行動するのか**。

「コラム：行動の結果によって報酬を得る」（59ページ）で主張しました。臨床医への報酬は患者さんに届けた価値で決まります。価値は行

動の結果として得られます。じっとしていても得られません。脳波異常を見つけた時点で予防治療を開始できれば、つまり行動に移せるなら報酬は得られます。でも、結局、何も行動できないのですから、価値は提供できません。

　価値どころか、むしろ**害悪**という言い方もできますよ。だって、患者さんはびっくりしますよ。「てんかんの異常があります」なんて説明を受けたお母さんとしては、衝撃的でしょう。心配するに決まってます。で、その心配は、科学的に根拠がないのですから、騒がせただけに終わります。**治療行動に結びつかない検査は無駄です。**

　まだ言いたいことはあるんですが、しつこくなってきたので本文はここで終わり。興味ある方だけ、続きは「コラム：脳波フリークな医師たち」（148 ページ）へ。

てんかん専門医の心得 28

熱性けいれんに脳波
とっても、とらなくても
未来は変えられない

文献

1) Weinstein MC, Fineberg HV（著）．日野原重明，福井次矢（監訳）．臨床決断分析 医療における意思決定理論．医歯薬出版；1992.
2) 日本小児神経学会（監修），熱性けいれん診療ガイドライン策定委員会（編集）．熱性けいれん診療ガイドライン 2015．診断と治療社；2015.
3) Pavlidou E, Panteliadis C. Prognostic factors for subsequent epilepsy in children with febrile seizures. Epilepsia. 2013; 54: 2101-7.

JCOPY 498-22882

頭痛と脳波

頭痛患者に脳波異常がみられることがある。
しかし、将来のてんかん発症を予測することはできない。
また、頭痛自体をてんかん発作とみなす根拠にはならない。

頭痛、てんかん、脳波異常

　　熱性けいれんで高率に脳波異常が見つかる話をしましたね。実は、頭痛でも事情は同じです。小児の頭痛、特に片頭痛では脳波異常の検出率が高いことが知られています[1]。何度も繰り返しておりますように、

　　　　脳波異常　≠　てんかん

ですから、脳波に異常があっても、それだけではてんかんとはいえません。ところが、片頭痛の場合には、ちょっと注意が必要です。というのは、片頭痛とてんかんは合併例が多いからです。

・小児片頭痛患者がてんかんを発症するリスクは3ないし4倍高い[2]。
・てんかん患者では片頭痛のリスクが2倍ほど高い[2]。

　　熱性けいれんの子どもが将来的にてんかんを発症する場合がありますが、それは未来において「移行」するという話です。いま、話題にしているのは、片頭痛とてんかんの共存。つまり現在の話です。
　　となると、2つの問題が出てきます。

・頭痛患者、特に片頭痛において脳波検査を実施すべきか。
・その頭痛が、実はてんかん発作ではないか。

頭痛に脳波を実施すべきか

　いくつかの教科書や総説を確認したところ、頭痛に対する検査項目の中に脳波が入ってますね。開業医の先生から熱性けいれんの脳波依頼は多いのですが、「頭痛で脳波希望」の紹介はほとんどありません。それほど多くは実施されていないように思われますが、みなさんはどうされていますか。

　小児慢性頭痛における脳波検査の意義について、米国神経学会と米国小児神経学会からの提言[1] を引用します。

> ・一次性頭痛と二次性頭痛の鑑別に脳波検査は必要とされない。
> ・片頭痛とその他の頭痛において診断的価値のある脳波所見の差異はみられない。
> ・てんかん発作としての頭痛では脳波異常が報告されているが稀な病態であり、疾患単位としての存在について結論が出ていない。
> ・頭痛に対する精査で脳波異常が検出されても、将来、てんかん発作をきたすとは限らない。
> ・結論：脳波は小児慢性頭痛のルーチン検査として推奨しない。

　この提言に基づくと、小児慢性頭痛における脳波検査の適応は、てんかん発作との鑑別が必要な場合に限定されると考えられます。

　では、てんかんと頭痛（特に片頭痛）はどのような関係か、類似点と相違点を探り、鑑別のポイントに触れていきます。

片頭痛とてんかんの類似点と相違点

　片頭痛の典型例では視覚症状に続いて頭痛をきたします。視覚症状は「目の前がチカチカと光る」ですね。

JCOPY 498-22882

Gastaut型の後頭葉てんかんで「目の前が光って、頭が痛くなる」という症状が出ることがあります。

さあ、どうしますか。よく似てますよね。このように、片頭痛と一部のてんかんの症状には多くの類似点がみられます。

一方で相違点もあります 表17 [3]。たとえば視覚症状は片頭痛でもGastaut型でも認められますが、その性状は異なります[2]。片頭痛の視覚性前兆の形態はジグザグもしくは線形のパターンが特徴です。一方、てんかんの視覚発作では円形を呈することが多いのです。また、色調に着目すると、片頭痛では白黒が基本なんですが、てんかんではカラーを呈することが多いとされています。さらに、視覚症状の持続時間も異なります。片頭痛では持続が長く、国際頭痛分類（第3版β版）[4]では5分以上と記載され、ときには1時間にも及ぶことがあります[2, 4]。一方、てんかんの視覚症状は持続が短く、数秒から1分程度にすぎません[2]。そのほかの鑑別点として、発作頻度も重要です。Gastaut型では日単位の発作を繰り返すのですが、片頭痛発作を1日に何度も生じることはありませんね。また、Gastaut型ではしばしば発作中に眼球偏位を伴うのですが、片頭痛でこの現象はみられません。

表17 片頭痛とてんかんに共通する症状

症状		片頭痛	てんかん
全身症状			
	嘔吐・嘔気	＋	±
	下痢	±	－
	頭痛	＋	±
視覚症状			
	色のついた円	－	＋
	白黒の線	＋	－
	暗点	±	±
	霧視	＋	＋

(Bianchin MM, et al. 2010; 14: 276-83[3]) より抜粋)

🌅 頭痛そのものがてんかん発作

　前項では片頭痛とてんかんの症状が似ていると指摘しました。「似ている」のでありますが、両者は別物です。次の話題は「似ている」ではなく、「同じもの」。すなわち「頭痛それ自体がてんかん発作」という場合です。

　国際頭痛分類（第3版β版）[4]に「てんかん性片側頭痛」（hemicrania epileptica）という病態が記載されています。「片頭痛」じゃないですよ。「**片側頭痛**」なんです。

　てんかんの部分発作を有する患者に生じる頭痛です。その特徴は、

- ・頭痛は部分発作の発症と同時に発現
- ・頭痛は部分発作終了後すぐに、有意に改善
- ・頭痛はてんかん性放電と同側

　国際頭痛分類の旧版（第2版）では、てんかん性片側頭痛における頭痛の性状は「片頭痛の特徴を有する」とされていたのです。ところが、新版（第3版β版）ではこの規定が外れ、頭痛の性状は必ずしも片頭痛の特徴に限定されないことになりました。「部分発作の発症と同時に発現」する頭痛であることから、この頭痛はてんかん発作そのものの症状と解釈されています。

　このように国際頭痛分類には記載があるのですが、症例報告は乏しく、このような病態が実際に存在するのかどうか、一定のコンセンサスは得られていません。米国神経学会と米国小児神経学会からの提言[1]を繰り返し引用しますと、

- ・てんかん発作としての頭痛では脳波異常が報告されているが稀な病態であり、疾患単位としての存在について結論が出ていない。

JCOPY 498-22882

てんかん性頭痛の脳波診断

　小児では脳波異常を重視した立場から「てんかん性頭痛」の概念が提唱されています[5]。その特徴は「頭痛が唯一のてんかん症状」とされています。この病型で頭痛自体がてんかん発作であることを証明するためには、発作時脳波によるてんかん性変化の確認が必要です。しかし、現実には頭痛発作時の脳波記録は困難です。いつ出るかわからない頭痛です。脳波をとりながら待つなんて、現実的な検査ではありませんね。実際には発作間欠期の脳波で評価せざるを得ないのです。この場合、藤田[5]は「頭痛発作間欠期脳波のてんかん性放電は、てんかん性頭痛の疑いとする」としています。

その頭痛はてんかんか

　何度も繰り返しましたように、

　　　脳波異常　≠　てんかん

というわけですから、発作間欠期の脳波異常だけで判断するのは難しいですね。特に小児では、もともと発作間欠期脳波異常の検出率が高いのです[1]。発作間欠期に脳波異常を検出したとしても、頭痛そのものをてんかん発作とする診断は慎重にならざるを得ません。

　片頭痛の一般的な予防治療として抗てんかん薬は有効です。バルプロ酸は保険適応があります。適応外ですがトピラマートも有効です。もともと抗てんかん薬は片頭痛に効きますので、「抗てんかん薬が有効だったから」という根拠のみで、その頭痛がてんかん性であると判断することはできないという事情もあります。

結論として、頭痛に脳波は有用か

　ここまで読んでいただいて、どうでしょうか。

　　　すっきりしない

そうなんです。「頭痛、てんかん、脳波」の関係は、ぐちゃぐちゃして、すっきりしないのです。前のセクションの「熱性けいれん、てんかん、脳波」の方が、よほど明瞭な関係性でした。

　「頭痛とてんかん」は症候学的にもよく似た臨床像を示すことがあり、薬剤への反応に共通性が認められ、病態生理の一部に類似点が推測されています。どちらも脳波異常を伴いやすいですしね。

　しかしながら、やはり両者は別物と考えるべきでしょう。**似てるけれども、違う**。病態としては異なる疾患単位[3] と考えられていますので、症候を十分に把握し、両者を鑑別していく姿勢が求められます。

　そのとき、結局、「てんかん発作としての頭痛」が問題になりますね。その疾患単位としての地位はあやふやとしか言えません。「ない」とは言い切れませんが、「ある」とも断言しがたい。傾向として、てんかん専門医は「ない」と言い、頭痛専門医は「ある」と言う。「てんかん専門医」かつ「頭痛専門医」のハイブリッドな私としては板挟み状態で、これまた「すっきりしない」現状です。

　そこで、ここでは米国神経学会と米国小児神経学会からの提言[1] を再度引用して結論といたします。

・結論：脳波は小児慢性頭痛のルーチン検査として推奨しない。

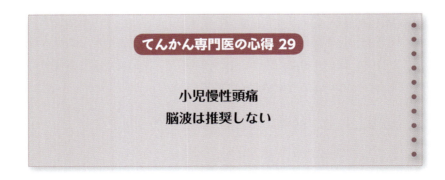

てんかん専門医の心得 29

小児慢性頭痛
脳波は推奨しない

JCOPY 498-22882

文献

1) Lewis DW, Ashwal S, Dahl G, et al. Practice parameter: evaluation of children and adolescents with recurrent headaches: report of the Quality Standards Subcommittee of the American Academy of Neurology and the Practice Committee of the Child Neurology Society. Neurology. 2002; 59: 490-8.
2) Nye BL, Thadani VM. Migraine and epilepsy: review of the literature. Headache. 2015; 55: 359-80.
3) Bianchin MM, Londero RG, Lima JE, et al. Migraine and epilepsy: a focus on overlapping clinical, pathophysiological, molecular, and therapeutic aspects. Curr Pain Headache Rep. 2010; 14: 276-83.
4) 日本頭痛学会・国際頭痛分類委員会. 国際頭痛分類第3版β版. https://www.jhsnet.org/pdf/ICHD3_up/all_02057_2.pdf
5) 藤田光江. 頭痛がてんかんの一つの症状になりうるか？ 日本頭痛学会誌. 2013; 40: 129-33.

てんかんと脳波

脳波は有用な道具として用途に合わせて使いこなそう。

諸刃の剣を使いこなす

第4章では一貫して「脳波は役に立たない、信頼するな」と述べてきました。なんだ、こいつは脳波が嫌いなのか。いや、そんなわけじゃないですよ。若い頃から脳波に埋もれるようにして暮らしてきたんですからね。実は脳波が大好きなんです。

でも、脳波が万能でないことは知っています。限界を理解すれば、限定した用途でこそ実力が発揮されます。なぜ脳波をとるのか。脳波で何が得られるのか。目的、理由。

脳波は切れ味の良い道具です。ちゃんと取扱説明書を読んで利用しましょう。説明書を読まずに振り回したら危ないですよ。「諸刃の剣」なんですから。

このセクションでは、てんかん診療において脳波を利用する意義について述べていきます。 表18 の項目を順に見ていきましょう。

表18 てんかん診療における脳波の利用価値

発作間欠期脳波	脳波・臨床症候群の診断
	てんかん治療経過の評価
	てんかん治療終結の目安
発作時脳波	発作型診断
	発作起始部の推定
	非てんかん性発作との鑑別

JCOPY 498-22882

脳波・臨床症候群の診断

　臨床的に一定の特徴をもった集団をひとくくりにして「症候群」と呼ぶとき、「脳波」の特徴も加味して分類する。それが「脳波・臨床症候群」（electroclinical syndromes）[1] の考え方です 表19 。特に小児期には年齢毎にさまざまな脳波・臨床症候群があり、それぞれ脳波に特徴があります。臨床的な特徴として年齢、性別、発作型、発作頻度、発達歴などの情報を収集します。そして、その症候群に見合った脳波所見が認められるかどうか確認していきます。たとえば大田原症候群はsuppression–burst、West 症候群は hypsarrhythmia、BECTS*5 ならローランド発射（中心側頭部棘波）。脳波・臨床症候群は、各々の脳波

表19 代表的な脳波・臨床症候群

大田原症候群
早期ミオクロニー脳症
West 症候群
Dravet 症候群
熱性けいれんプラス
Panayiotopoulos 症候群
ミオクロニー脱力発作を伴うてんかん
中心側頭部棘波を示す良性てんかん（BECTS）
遅発性小児後頭葉てんかん（Gastaut 型）
Lennox-Gastaut 症候群
睡眠時持続性棘徐波を示すてんかん性脳症
Landau-Kleffner 症候群
小児欠神てんかん
若年ミオクロニーてんかん
進行性ミオクローヌスてんかん

（ILAE 国際分類 2010年[1] より抜粋）

---

*5 **BECTS**

benign epilepsy with centrotemporal spikes、中心側頭部棘波を示す良性てんかん。

所見に特徴があります。臨床所見と脳波所見を併せて診断するのですから、脳波検査は必須です。

てんかん治療経過の評価

　てんかんの治療がよい方向に向かっているのか。治療に効果があれば発作が減少し、ついには抑制することができます。臨床上の効果は発作頻度を確認して判定します。では脳波はどうか。脳波・臨床症候群では臨床症状と同等に脳波に特徴がありますので、治療の経過中に発作間欠期脳波の変化を確認していきます。代表的な病型ですと West 症候群が理解しやすいでしょうね。発作型はてんかん性スパズムで、脳波はhypsarrhythmia です。発作を抑制することが重要ですが、成功している治療なら hypsarrhythmia も改善します。脳波を見れば治療効果を実感することができますね。

　ただし、脳波では治療効果判定が難しい病型もあります。たとえばBECTS では発作間欠期に脳波異常が大量に検出されます。治療しても、なかなか脳波異常は改善しません。ですから、「脳波異常を改善させる」ことを目的に治療しますと、薬剤が過量となる危険があります。そこまでやらなくても大丈夫です。基本的に自然寛解が期待できる病型です。

てんかん治療終結の目安

　しばらく薬剤を使って発作が抑制されている場合、そろそろ断薬してみてはどうか。ホントに大丈夫かどうかは、断薬してみないとわからないのですが、脳波を参考にすることができます。「しばらく脳波異常が消えているし、たぶん断薬しても大丈夫じゃないかな」という予測を立てるわけです。

　日本てんかん学会ガイドライン[2]　では、小児てんかんについて「3 年以上発作がなければ断薬を考慮する」とし、さらに断薬前に「てんかん

JCOPY 498-22882

放電がない方が再発しにくい」としています。ただし「てんかん放電がなくなるのを待つと発作がないのに長期に服薬する不利益もある」とも指摘されています。脳波異常が残存していても、以前の脳波所見に比べて悪化しておらず、頻発状態でもなければ、断薬は検討可能です。

　また、発作予後が良いことがわかっている症候群があります。たとえば 表19 では Panayiotopoulos 症候群や BECTS が相当します。これらの病型では、脳波異常が残っていても発作が2年間止まっていれば断薬を考慮してよいとされています[2]。

　このように、断薬の可否を検討する場合でも、脳波を参考にしたり、あるいは参考にしなかったり。症候群ごとに対応が異なります。前の項目で触れた「てんかん治療経過の評価」も同様ですね。評価に利用したり、しなかったり。症候群ごとにまちまちです。こういった点が「脳波は扱いが難しい」「取扱説明書を読んでから使いこなせ」「限界を理解しろ」という背景です。

発作時脳波

　脳波が最も活躍する場面です。たとえば第3章で鑑別の難しい発作型を紹介しました（89ページ）。

欠神発作	vs	複雑部分発作
てんかん性スパズム	vs	ミオクロニー発作

　問診では判断に迷うことがありますし、間違うこともあります。専門医が実際に発作を目撃して、それでも区別できないこともあるくらいです。ここは脳波の出番ですね。発作時脳波なら、鑑別は難しくありません。

　「発作型診断」のほか、「発作起始部の推定」、「非てんかん性発作との鑑別」にも、発作時脳波が活躍します。それぞれ、どんな脳波所見なの

か、というレベルの話題になると、専門書の領域に突入してしまいます。この本は「初めてのけいれん」がテーマなので、ここから先には踏み込みませんよ。

脳波を利用しにくい病型

「脳波・臨床症候群」では脳波所見がたいへん重視されます。一方、あまり重視されない病型もあるんですよ。たとえば「海馬硬化症を伴う内側側頭葉てんかん」。発作間欠期脳波には異常があったり、なかったり。「ない」というより「取りこぼし」だと説明しましたね（121 ページ）。この病型の診断は、脳波よりも発作症状と MRI が重視されます。このほか、「視床下部過誤腫による笑い発作」（122 ページ）でも、脳波異常が見つかりにくいことがあります。

「脳波・臨床症候群」に該当しない病型では、脳波の診断能力を、あまり当てにしてはいけません。116 ページで前述したように、

脳波異常あっても、なくても、「てんかん」は「てんかん」

脳波は偽陽性・偽陰性いずれも多いので、さほど頼りになりません。症候学的に症状を分析し、診断していく。てんかん診断学の王道でいきましょう。

てんかん専門医の心得 30

てんかんに脳波検査
場面ごとに
取り扱いが異なる

JCOPY 498-22882

文献

1) Berg AT, Berkovic SF, Brodie MJ, et al. Revised terminology and concepts for organization of seizures and epilepsies: report of the ILAE Commission on Classification and Terminology, 2005–2009. Epilepsia. 2010; 51: 676–85.
2) 日本てんかん学会ガイドライン作成委員会. 小児てんかんの薬物治療終結のガイドライン. てんかん研究. 2010; 28: 40-7.

COLUMN

脳波フリークな医師たち

　同業者には熱狂的に脳波を崇拝するドクターがいます。熱性けいれんでも脳波の重要性を説く専門医がいますので、みなさんが教科書を読まれたとき、そんな文脈に遭遇するかもしれません。しかし、私は熱性けいれんで脳波をとりません。

　脳波フリークな医師に言ったことがあります。「その検査、意味ないでしょ」。すると「でも、異常が出る」。

　熱性けいれんでは脳波異常が高率に見つかります。よく知ってますよ。私も昔はたくさん脳波をとってましたから。

　熱性けいれんで脳波異常が見つかった、だから、次にどう行動するのですか。学問的な意味ですか。脳波異常が何％出たか。それが知りたいために脳波をとるのですか。だったら、それは医療じゃなくて、趣味ではないですか。なぜかって、医療の原則は「患者さんに提供した価値により報酬を得る」ですからね。価値を提供するためには行動が必要です（コラム：行動の結果によって報酬を得る、59ページ）。「知っている」、「知識がある」というだけでは臨床医は報酬を得られません。ただ単に「脳波異常があるね」と知っただけでは、患者さんへ価値を提供するための具体的な行動を伴いません。だから報酬なし。そう考えています。報酬をいただけない行為だから「趣味」に喩えました。

　脳波異常を「知っただけ」ではなく、実際に「行動している」医師もいます。脳波を神聖視するてんかん専門医。てんかん発作がなくても脳波を指標として抗てんかん薬を使う小児神経専門医。

　遠方から来院された患者さん。言葉の遅れがあり、地元の病院で脳波をとったら異常が見つかりました。てんかんを治療してほしいと希望されて当院まで来られたのですが、てんかん発作はありませんので、お断りしました。お母さんから「てんかんの薬を使ったら言葉が伸びたと書いてある」と指摘され、ある施設のホームページを見たら、確かにそう

読める記載です。

　発作なし、脳波異常あり。抗てんかん薬で腱反射が落ち着いたが、との問い合わせ。不安が強いと深部腱反射は亢進することがあり、一部の抗てんかん薬は気分安定剤としての作用もあるので、気持ちが落ち着くかもしれませんね。でも、そもそも腱反射亢進に薬は使わないし。

　発作がないのに脳波異常そのものに対して薬物治療するかどうか。てんかん性脳症（E-CSWS＊など）のような特殊な状況なら考えますが。

　夢中遊行症や夜驚症の子ども。脳波異常があるので抗てんかん薬を開始しましたが治らないので難治性てんかんです、よろしく。そんな紹介。夢中遊行症や夜驚症はてんかんと鑑別が難しいケースがありますが、それにしても、もっと症候学を究めてはどうでしょうか。

　何となく習慣で脳波をとってませんか。とりあえず、脳波でもやってみるか、非侵襲的だし。かつて、私自身も不要な脳波をたくさんオーダーしてきました。今後は、そんな無駄はやりませんよ、という思いを、このコラムで吐露いたしました。

「脳波フリークな医師」とは、かつての自分そのものですから。

＊ E-CSWS、epileptic encephalopathy with continuous spike-and-wave during sleep、睡眠時持続性棘徐波を示すてんかん性脳症

5

初めてのけいれん　診断と治療

　「けいれん」と「てんかん」は違います。そりゃ違うだろう、当たり前だ。そうです、当たり前なんです。でも、ふだんの臨床で、この区別が曖昧になってませんか。

　「初めてのけいれん」は「てんかん」でしょうか。もし「てんかん」なら治療はどうしましょうか。ここに新しい考え方が広がってきています。

　第5章では「初めてのけいれん」は「てんかん」の関係を明確にし、診断の手順と治療の是非について話を進めていきます。

「けいれん」と「てんかん」

Q:「けいれん」と「てんかん」の違いを述べて下さい。
A:「けいれん」は症状、「てんかん」は病名です。

「けいれん」の鑑別　頻度か、緊急度か

　あまりにも基本的な話題なんですが、ここで念を押しておきます。「けいれん」と「てんかん」の違いは、

けいれん	症状の名前
てんかん	病気の名前

　そりゃそうですよね。このくらいの違いは、みなさん理解いただいているはずです。でも、ふだんの臨床で、何となく思い込んでないでしょうか。たとえば、こんな、

　　　　けいれん　→　きっと、てんかんだ

　第1章でもこの話題に触れました（28ページ）。私たちは医学教育を受ける中で、このように学んできたはずです。

　　　　頻度の高い病態から順に考えていく

　逆に、稀な病態ばかり思いつきのように口にするのは、本だけで勉強した医学生のすること。臨床医は「高頻度」の病態から順に列挙するトレーニングを受けてきたはずです。「けいれん」をきたす病態は「てんかん」が多いのですから、「けいれん　→　きっと、てんかんだ」という発想は、なかなかいいところを突いていることになります。

　一方、別の発想も必要です。

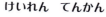

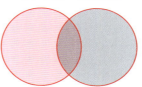

交叉領域のような典型例ばかりではない
「けいれん」があっても「てんかん」とは限らない
「てんかん」でも「けいれん」のない患者もいる

緊急度の高い病態から順に考えていく

　無熱性けいれんをてんかんだと思い込むと、より緊急度の高い、他の病態を見逃すことになります。

診断の考え方

　救急外来で診る**「初めてのけいれん」**にはさまざまな病態があり、緊急度を考慮して鑑別していきます。主なものは、

　　血糖・電解質異常、脱水、中枢神経感染症、脳血管障害、
　　薬物中毒

　こうした病態について確認し、緊急処置の必要性を検討していきましょう。

　「けいれん → きっと、てんかんだ」はあまりにも短絡的ですが、実際には「てんかん」の頻度が高いわけです。緊急度の高い病態を検討し、これらを否定した後は、「てんかん」が有力な診断候補になりますね。どのように診断を進めていくのでしょうか。

　　「初めてのけいれん」における、てんかんの診断

　これが第5章のテーマです。

てんかん専門医の心得 31

初めてのけいれん
緊急度を考慮し
鑑別せよ

JCOPY 498-22882

ある日、講演会で些末事

　「けいれん」と「てんかん」は違うって、本文でわざわざ1項目割くほどでもなかろうに。いやいや、そうでもないですよ。世間では、結構、混同しています。まずは、当院の病棟。患者が「けいれん」をきたすと、看護師からの報告は決まってこうです。

　「先生、エピです」

　エピ＝epilepsy＝てんかん。「けいれん」を見て「てんかん」と報告してはいけません。「けいれん」でも「てんかん」じゃないことはあるし。「てんかん」でも「けいれん」を起こさないこともあるし。と、説明しても、なかなか直りません。

　さて、この本の題名「初めてのけいれん　さあどうするか」。このタイトルで何度か講演しています。ある日の講演会。立派な会場です。スクリーン脇に垂れ幕が掲げられ、演題名が。あれ、なんかおかしいぞ。

　「初めてのてんかん　さあどうするか」

　どこで、どう間違ったか。タイトルが無残なことに。

　でも、考えようによってはタイムリーな「間違い」です。今から「けいれんとてんかんは違う」という講演を始めるんですからね。

　「この垂れ幕みたいに間違ってはダメですよね」
と、オチを入れるチャンスに活かしました。

　あれからというもの、講演会のたびに、「ひょっとして垂れ幕が間違ってたらな」なんて、むしろ期待を膨らませる私は意地悪でしょうか。

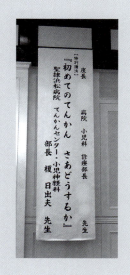

てんかん　発作回数の定義

てんかんは「発作が反復性（2回以上）」と定義されてきた。
しかし、「発作回数」に関する考え方は変わってきている。

てんかんは「発作を繰り返す」

　時代によって疾患概念は変わります。てんかんもしかり。「てんかんの定義」について、考え方が変わってきています。最も大きな変化は**「発作の回数」**です。歴史的な経緯をみていきましょう。

　まず、学会のガイドラインで、てんかんの定義をみていきます。
2008年の日本てんかん学会のガイドライン[1]では、

> 反復性（2回以上）の発作

2010年の日本神経学会のガイドライン[2]でも同様です。

> 脳の症状（発作）が反復性（2回以上）

　いずれも発作は「2回以上」と定義されています。

　ところが、比較的新しい教科書を見てみますと、少し様子が違います。たとえば、2014年に発行された日本てんかん学会編集の「てんかん専門医のガイドブック」[3]では、国際抗てんかん連盟（ILAE）の見解を引用して、

> 　てんかんの診断には少なくとも1回のてんかん発作が生じることを必要とする

JCOPY 498-22882

と記載されています。おやおや、表現が変わりましたね。「2回以上」ではなく「少なくとも1回」です。で、結局、

発作は、1回なのか、2回なのか

いったい、どうなってるんでしょうか。

発作回数に関する考え方

てんかんをどのように定義するのか。さまざまな議論が行われてきました。発作回数の問題は、その中でも大きなテーマでした。発作回数を「2回以上」とする規定にはメリットがあります。一方で、運用上のデメリットもあります。私なりに考えてみました 表20 。

表20 てんかんを「発作2回以上」と規定した場合

メリット	急性症候性発作の紛れ込みを防ぐ
デメリット	初回発作の扱いが曖昧

てんかんを「発作2回以上」と規定するメリット

まずメリット。てんかんは慢性疾患であり、発作を反復することが特徴です。「2回以上の発作」を求めることにより、「急性症候性発作」(acute symptomatic seizure)（168ページ）が「てんかん」に紛れ込むことを除外したいという意図が背景にあるのでしょう。急性症候性発作は「頭部打撲後けいれん（early seizure)」(68ページ）とか、「低血糖」(61、65ページ）とか。誘因によって惹起された発作です。てんかんの原則は「非誘発性発作」であり、これらの「誘発性発作」はてんかんではありません。「2回以上」と規定することにより、急性症候性発作をてんかんと混同するリスクを軽減することができます（ゼロにはなりませんが）。

てんかんを「発作2回以上」と規定するデメリット

　続いてデメリット。「発作2回目から、てんかん」と定義すると、じゃあ1回目は何なのかということになります。「てんかんの疑い」では立ち位置が曖昧ですね。もちろん、大半のケースでは「てんかんの疑い」で結構なんですが、問題は治療です。薬物治療を開始するかどうか。1回目の発作であっても治療する場合があるので、そのとき「疑い」では困るという現実的な問題です。杓子定規に「2回以上」に限定すると、1回目は「疑い」なので治療できません。このような実用面を考慮する立場からは、「2回以上」という定義はデメリットになります。そこで、1回目の発作であってもケースを選んで「てんかん」と診断することを許容し、治療開始への門戸を開いてはどうか。そういう考え方もあるわけです。ただし原則として、

初回の発作では治療を開始しない

のですよ。でも、初回発作の全例で治療禁止というわけではなく、一部では治療を開始する場合があります。詳しいことは、後ほど説明いたします（177ページ）。

てんかん定義の変遷

　てんかんの定義については、このようなメリット・デメリットのほか、社会的な制約など、さまざまな面から議論されてきました。

　2005年、国際抗てんかん連盟と国際てんかん協会の提案[4] で、世の中は大きく動きました。定義の変更が提案されたのです。要点を引用しますと（和訳 榎）、

> 　てんかんの診断に2回の発作は要求されない。発作が1回のみでも、再発をきたし得るような持続的な脳障害があれば診断できる。

JCOPY 498-22882

発作は 1 回でもよいのです。ただし、「再発をきたし得るような持続的な脳障害」の存在を確認しましょう、という提案です。

　では、そのような「脳障害」をどのようにして確認するのか。次のセクションで続けていきます。

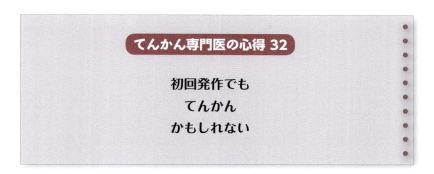

文献

1) 日本てんかん学会ガイドライン作成委員会. てんかんの診断ガイドライン. てんかん研究. 2008; 26: 110-3.
2) 日本神経学会（監修）. てんかん治療ガイドライン 2010. 医学書院; 2010: 1.
3) 日本てんかん学会（編集）. てんかん専門医ガイドブック. 診断と治療社; 2014: 2.
4) Fisher RS, van Emde Boas W, Blume W, et al. Epileptic seizures and epilepsy: definitions proposed by the International League Against Epilepsy (ILAE) and the International Bureau for Epilepsy (IBE). Epilepsia. 2005; 46: 470-2.

初回発作　てんかんですか

初回発作の後、将来の再発リスクを検討する。
ハイリスクと判断した場合には、てんかんと診断することができる。

てんかんの実用的臨床定義

　2005 年に定義の変更が提案された話をしましたね。続けて 2008 年には Epilepsia 増刊号に初回発作に関する特集が組まれました[1]。こうして議論が高まっていったのです。そして、2014 年に国際抗てんかん連盟（ILAE）は定義を変更しました。これが「てんかんの実用的臨床定義」（A practical clinical definition of epilepsy）[2, 3] です。原文[2] の和訳版[3] に新しい定義の骨子が掲載されていますので、それを 表21 に引用しました。 表21 は前半と後半に分かれています。前半が「てん

表21 てんかんの実用的臨床定義

てんかんとは、以下のいずれかの状態と定義される脳の疾患である。
1. 24 時間以上の間隔で 2 回以上の非誘発性（または反射性）発作が生じる。
2. 1 回の非誘発性（または反射性）発作が生じ、その後 10 年間にわたる発作再発率が 2 回の非誘発性発作後の一般的な再発リスク（60 ％以上）と同程度である。
3. てんかん症候群と診断されている。

年齢依存性てんかん症候群を有していたが現在はその好発年齢を過ぎている人や、過去 10 年間発作がなく、過去 5 年間に抗てんかん薬を服用していない人については、てんかんが消失したとみなされる。

(Fisher RS, et al. Epilepsia. 2014; 55: 475-82[2]，日本てんかん学会ガイドライン作成委員会. てんかん研究. 2015; 32: 579-88[3] より)

JCOPY 498-22882

かんの定義」、後半が「てんかんの消失」です。このセクションでは前半を扱います。後半部分は「エピローグ　てんかんの消失」（182 ページ）で触れることにします。

2 回以上の非誘発性発作

表21 を順番に見ていきましょう。まず第 1 項。キーワードは、「24時間以上」「2 回以上」「非誘発性」です。

まず、「24 時間以上」について。発作が 2 回あったとして、1 回目と2 回目の間隔に着目します。間隔が短い、たとえば 1 時間の場合と、間隔が長く、1 ヵ月空いた場合と。これは同等に扱うべきではありません。何が違うか。実はその後の再発率が違うのです。「24 時間以内に出現した 2 回の発作」の後に 3 回目の発作が出る確率は、単回の発作と同等であることがわかっています[4]。つまり、

24 時間以内の 2 回の発作は、まとめて 1 回

と数えても、予後判定に実質上の影響がないのです。そこで「24 時間以内に出現した 2 回の発作」と「間隔を空けて生じた 2 回の発作」を区別することになっています。「てんかんは発作が 2 回以上」というときの「2 回」とは、24 時間以上の間隔が空いている必要があります。

「非誘発性」については、ここまでに何度か触れてきました。誘発性発作とは、たとえば低血糖や頭部打撲直後のような誘因によって惹起された発作です。てんかんは非誘発性発作を繰り返す病態ですから、誘発性発作が 2 回以上あっても、てんかんとは診断できません。

ただし、ここでちょっと注意が必要です。第 2 章で光や図形による発作の誘発に触れましたね（46、49 ページ）。これらの発作は誘発性発作です。しかし、2014 年の新定義では「光刺激による反復性の反射性発作は、てんかんと定義される誘発性発作」[2, 3] とされています。確かに発作自体は誘発性なのですが、「刺激に繰り返し反応して発作を起こす傾向は、反射てんかんがそのような発作を引き起こす異常な持続性

素因と関連するため、てんかんの概念的定義に該当する」[2, 3] と記載されています。このように、光の場合には誘発性発作ですが、繰り返せばてんかんとされています。歴史的には「光の発作は誘発性発作」「誘発性はてんかんではない」とされてきました。光の発作をてんかんとした点は、新定義による変更のひとつです。

　ただし、新定義では「誘発性発作と非誘発性発作の境界が曖昧であることを認識している」[2, 3] とも記載されており、今後の議論で修正されるかもしれません。

1回の非誘発性発作

　次に第2項。英語の原文[2] がとてもわかりにくいので、和訳[3] の方も意味を掴みにくいですね。ゆっくり考えると、だんだんとわかってきます。例を挙げて考えてみましょう。いま目の前に2人の患者さんがいて、それぞれ、将来、発作が再発するかどうかを予測したいのです。患者Aはすでに「2回の非誘発性発作」を起こしています。将来、3回目の発作があるでしょうか？　患者Bは、いまのところ「1回の非誘発性発作」だけです。この患者Bについても、将来、2回目の発作が出現するかどうか。

患者A	2回の非誘発性発作
患者B	1回の非誘発性発作

　まず、患者A。古典的定義では現時点でてんかんと診断することができます。さて、3回目の発作は起きるのでしょうか。2回の非誘発性発作を経験した後の再発リスクは60〜90％[5] とされていますので、患者Aが3回目の発作をきたす確率は「60％以上」とみなされます。つまり、「古典的定義におけるてんかん」では、3回目の発作をきたす確率が「**60％以上**」なのです。これが 表21 第2項の「2回の非誘発性発

JCOPY 498-22882

作後の一般的な再発リスク（60％以上)」という意味です。

　では、患者 B。まだ 1 回しか発作がありません。もしここで、患者 B が 2 回目の発作を起こす確率を求めることができたとしましょう。そして、その確率が「60％以上」と計算されたら、どう考えますか。

患者 A	将来、再発する確率「60％以上」
患者 B	将来、再発する確率「60％以上」

　なんだ、同じじゃないか。じゃあ、患者 A をてんかんと診断するなら、患者 B もてんかんと診断しよう。

　これが、新定義の思想です。

　患者 B のように初回発作であっても、将来、再発するリスクが患者 A と同等以上であれば、てんかんとの診断が合理的だということです。新定義に従えば、1 回しか発作がなくても、今後、発作が再発すると予測できる場合には、てんかんと診断することが可能です。

　問題は、「どうやって、患者 B の再発確率を求めるのか」。

　「将来、発作が再発すると予測」する手法について、別のセクションで考えていきます（171 ページ）。

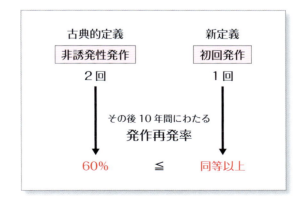

　そして第3項。新定義の本文[2, 3]には解説が少なく、なんとも不親切ですなぁ。ストレートに理解すると「てんかん症候群と診断されているケースはてんかんと診断する」という意味になってしまい、訳がわかりません。そこで、新定義の本文を参照しながら、解釈していきますね。

　新定義では中心側頭部棘波を示す良性てんかん（BECTS）を例として挙げています。BECTS は脳波・臨床症候群でしたね（143 ページ）。発作症候と脳波に明確な特徴があり、診断は容易です。1 回しか発作がなくても、発作症候と脳波所見が BECTS に一致するというケースはあります。「初回発作であっても BECTS の特徴を満たす場合には BECTS と診断し、それはすなわち『てんかん』と診断されたことになる」。新定義の言いたいことは、そういう意味合いであろうと私は解釈しています。

てんかん専門医の心得 33

初回発作
再発リスク高ければ
てんかん

文献

1) The management of a first seizure. Epilepsia 2008; 49 Suppl 1: 1-61.
2) Fisher RS, Acevedo C, Arzimanoglou A, et al. ILAE official report: a practical clinical definition of epilepsy. Epilepsia. 2014; 55: 475-82.
3) 日本てんかん学会ガイドライン作成委員会．てんかんの実用的臨床定義（ILAE official report）．てんかん研究．2015; 32: 579-88.

4) Camfield P, Camfield C. Special considerations for a first seizure in childhood and adolescence. Epilepsia. 2008; 49 Suppl 1: 40–4.
5) Fisher RS, van Emde Boas W, Blume W, et al. Epileptic seizures and epilepsy: definitions proposed by the International League Against Epilepsy (ILAE) and the International Bureau for Epilepsy (IBE). Epilepsia. 2005; 46: 470–2.

Remote symptomatic seizure

過去に重大な脳侵襲の既往をもつ患者が、いま、発作をきたした。
この発作は remote symptomatic seizure とみなされる。
将来、発作を再発するリスクが高い。

時間の流れ

　発作症候の分析学で、何度も強調してきましたね。「時間の流れ」が
大切だと。1回の発作の持続の中での時間の流れ。発作の直前から終了
後までの経過。

　もっと時間を遡ってみたら、どうでしょう。過去に何か「発作を起こ
すような事件」を思いつきませんか。

過去の事件

　症例1（6ページ）は頭部打撲後けいれんでした。頭を打って、直後
にけいれんを生じています。けいれんは、しばしばこうした「事件」に
よって引き起こされます。症例1の事件は「直前」に発生しました。

　もっと以前まで時間を遡って、「過去」に事件はなかったでしょう
か。たとえば高齢者で脳卒中から1ヵ月後にけいれんを起こしたとしま
しょう。この場合、「脳卒中という事件」はけいれんの直前ではありま
せん。事件の後、しばらく間が空いてからけいれんが出現しています。

　このように過去の事件に起因して、現時点でけいれんが起きた場合を
remote symptomatic seizure と呼びます。**脳に侵襲（symptomatic）
を与える事件から時間的に離れている（remote）**という意味です。

　Remote symptomatic seizure とは（意訳　榎）、

JCOPY 498-22882

と説明されています[1]。脳侵襲とリアルタイムで発作が出るんじゃないよ、という意味です。発作は脳侵襲から時間が経ってから出現します。

　　さて、この文献[1]。きちんとした出所なんですが、「知的障害」をここに含めてしまうのは違和感ありありですね。知的障害があると発作を生じるという理屈になってしまい、不適切な表現のように感じます。

過去の事件で後遺症

　　過去の事件によって後遺症を生じることがあります。1ヵ月前に頭部打撲で脳挫傷を負ったとしましょう。この事件に起因して、いま、けいれんが出現しました。けいれん自体は一過性でした。しかし、脳挫傷後遺状態は未来に向けても続きます。現時点でけいれんをきたしたのであれば、未来においてもけいれんは出現するだろうという予測は合理的です。頭部 MRI で脳挫傷後の異常所見は、これからもずっと続くのですから。

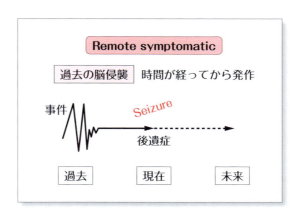

すると、未来において、けいれんの**再発確率は高い**と推測できます。これが remote symptomatic seizure の考え方です。

　このように remote symptomatic seizure は、過去の事件に起因して現時点で生じた発作を指し、**未来への予測**も包含した概念です。過去の事件のことを **remote symptomatic etiology** と呼びます。

新しい事件

　Remote symptomatic seizure と対になる用語が **acute symptomatic seizure** です。こっちは「**急性症候性発作**」という立派な日本語があるんですがね。Remote symptomatic seizure にはこなれた和語がないので、ふだんから英語で用いられることが多いのです。

　Acute symptomatic seizure の意味は、**脳に侵襲（symptomatic）を与える事件の急性期（acute）の発作**です。

remote symptomatic seizure	過去の事件
acute symptomatic seizure	新しい事件

　既出の症例では、症例1（頭部打撲）のほか、症例5、13、14（低血糖）（28、61、65ページ）は acute symptomatic seizure です。

　頭部打撲にしても、低血糖にしても、幸い後遺症を残さなかったとしましょう。すると、事件は一過性です。過去の一時的な事件ということなります。急性期には発作を生じましたが、今後、未来において発作が出現しやすいとは言えません。したがって、発作の**再発率は低い**とみなされます。

　てんかんは「発作を繰り返す慢性の病態」です。未来において発作を繰り返さないと見込まれるのであれば、

　　　　　Acute symptomatic seizure は、てんかんではない
のです。第1章で救急搬送されたけいれん患者の対応に触れました。

JCOPY 498-22882

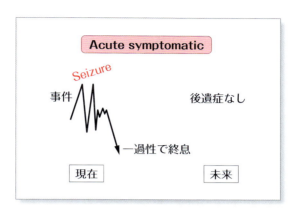

「救急車でけいれん　てんかんと思い込むな」（てんかん専門医の心得
6、29 ページ）は、急性症候性発作を見逃すなという心得です。

Acute と remote の組み合わせ

　Acute と remote の違いを理解いただいたところで、もっと複雑な話
に進みます。実は両者は混在してもよいのです。

　急性脳炎を例に挙げましょう。脳炎の急性期にけいれんが群発しまし
た。後遺症をきたし、知的障害と運動麻痺を認めています。回復期にけ
いれんをきたしました。急性期と回復期のけいれんでは、性格が異なり
ます。

脳炎急性期のけいれん	acute symptomatic seizure
脳炎回復期のけいれん	remote symptomatic seizure

　一人の患者さんで acute と remote と両方ある、というケースも想定
できるわけです。

● 再び、時間の流れ

　同じ脳侵襲でも、発作が出現した時期によって acute と remote を区別するのです。時間の流れを把握する。ここでも、この思想が大切です。

　「けいれん」自体は同じなんです。Acute でも、remote でも。しかし、「事件」との時間的関連性によって将来の再発率が異なります。そういう意味で、見た目は同じ「けいれん」という症状なんですが、acute と remote では性格が全く違う。未来も全く違う。

　こうして分析的に観察すると臨床が面白くなりますよ。きっと。

てんかん専門医の心得 34

脳侵襲あり
acute symptomatic か
remote symptomatic か

文献

1）Hirtz D, Berg A, Bettis D, et al. Practice parameter: treatment of the child with a first unprovoked seizure: Report of the Quality Standards Subcommittee of the American Academy of Neurology and the Practice Committee of the Child Neurology Society. Neurology. 2003; 60: 166-75.

JCOPY 498-22882

2回目の発作　出現しますか

初回発作の後、将来の再発リスクを検討する。
ハイリスクとなる条件が知られている。

再発リスク因子

非誘発性発作が1回ありました。2回目の発作は出るでしょうか。2回目の発作が出現する確率が「60％以上」と見込まれたら、初回発作の時点で「てんかん」と診断できるのでしたね 表21 。

問題は、どのようにして再発確率を推計するのか。**再発確率の計算作業そのものが、てんかんかどうかの診断作業**ということになります。この計算作業は、いくつかのリスク因子を組み合わせて検討していきます。 表22 に調査項目を示しました。順に見ていきましょう。

表22 初回発作後、再発のリスク因子

部分発作
てんかん性脳波異常
脳画像異常、神経学的異常
Remote symptomatic etiology

(Camfield P, et al. Epilepsia. 2008; 49 Suppl 1: 40-4[1]), Berg AT. Epilepsia. 2008; 49 Suppl 1: 13-8[2]), Pohlmann-Eden B, et al. Epilepsia. 2008; 49 Suppl 1: 19-25[3]), Hirtz D, et al. Neurology. 2003; 60: 166-75[4]) より)

部分発作

全般発作に比べて部分発作は再発率が高いことがわかっています。どんな発作だったか、詳細を確認しましょう。と、言っても、発作型はよ

くわらかないことが多いですね。なにしろ初回の発作です。まさか発作が出るなんて予想していませんから、突然の出来事に周りの人はびっくりしています。後日、診察室で目撃者に問診しても、どんな発作だったか思い出すのに苦労しています。実際の臨床だと「発作型は、よくわからない」で当然でしょうね。

　曖昧であれば、そのままで結構です。発作型不詳の場合の対処法は、後ほど解説します。

脳波異常

　発作間欠期の脳波も手がかりになります。脳波異常があれば再発確率は高くなります。

　第4章では「脳波を過信するな」と繰り返し述べました。

脳波異常あっても、なくても、「てんかん」は「てんかん」

という原則は変わりませんよ。偽陽性・偽陰性ともに多い検査ですから、脳波の診断能力を盲目的に信じると危険だ、と指摘しました。過信してはいけませんが、全く信頼できないということもなく、再発率計算の道具のひとつとしては利用できるのです。第4章でお伝えしたかったのは、脳波異常だけを根拠とするのではなく、症候学的に全体を見渡して診断しましょうという姿勢です。

脳画像異常、神経学的異常

　脳画像（CT、MRI）に、てんかんの原因となり得るような異常があれば再発リスク因子です。皮質形成異常や脳奇形があれば診断価値は高いですね。MRI読影には細心の注意を払いましょう。

　「MRI異常なし」として紹介されてくる難治性てんかんでも、よく見直すと、かなり所見が見つかります。私自身も難治性前頭葉てんかんで3回もMRIを撮って、やっと皮質形成異常に気づいた症例を経験しました。後から見直すと初回の検査で描出されており、2回目の検査でも

JCOPY 498-22882

見逃しています。診断が遅れる結果となり、申し訳ありませんでした。

　　　MRI 異常は、あるに違いない

そう、肝に銘じて読影する心構えが必要ですね。

さらに、脳画像のほか、麻痺などの神経症状もリスク因子です。

Remote symptomatic etiology

　過去に遡る。病歴を確認する。MRI に異常所見があれば、いつ発生した事件なのか推測する。脳に侵襲を与える、その事件。いつ発生したのか。過去か直近か。Acute symptomatic か、remote symptomatic か。前のセクションで、このあたりの仕組みは、みなさん、もう、理解いただいていますよね。

では、いよいよ推計してみる

　表22 に従ってリスク因子を調査したら、次は再発確率の推計です。まず、表23 の上半分を見ていきます。リスク因子として「部分発作」「てんかん性脳波異常」「神経学的異常所見」の 3 項目を使用します。3 項目すべて陽性の場合、2 回目の発作が出現する確率は 80 ％、すべて陰性の場合は 20 ％です。

　「初回発作」において「てんかん」はどのようにして診断しますか？　表21 （160 ページ）をご覧下さい。

　　　初回発作後、再発リスクが 60 ％以上なら、てんかん

と診断するのでしたね。

　表23 に戻ります。3 項目すべて陽性なら 80 ％ですから、

　　　部分発作・てんかん性脳波異常・神経学的異常所見　＝　てんかん

と診断することが可能です。このようにして、

　　　初回発作でも、てんかん

と判断することができるのです。

　一方、3 項目とも陰性だとどうでしょうか。再発確率は低いですね。

現時点では、てんかんの診断を確定することができません。でも再発確率ゼロじゃありませんから、てんかんを否定したというわけでもないのです。「てんかんの疑い」という位置づけです。

　3つのうち陽性項目が2つとか1つとか。そういうときはどうするのか。大ざっぱに「80％と20％の間」としか言えませんね。曖昧ですが、臨床は数学ではありませんので、曖昧さは許容ください。個々のケースで判断していくしかありません。

　なお、 表23 は既存の研究から導き出された推計値で、複数の文献のレビューです。そのため用語が統一されていません。「神経学的異常」は「脳画像異常」を含むと理解してください。「症候性成因」は「脳画像異常」と「remote symptomatic etiology」を含むと理解してよいでしょう。

表23 初回発作後の発作再発確率　リスク因子からの推計

リスク因子	すべて陽性	すべて陰性
部分発作		
てんかん性脳波異常	80%	20%
神経学的異常所見		
てんかん性脳波異常	> 60〜70%	< 30%
症候性成因		

(Camfield P, et al. Epilepsia. 2008; 49 Suppl 1: 40-4[1]), Berg AT. Epilepsia. 2008; 49 Suppl 1: 13-8[2]) より)

発作型がわからないとき

　 表23 ではリスク因子として「部分発作」が重要です。ところが発作型がわからない場合があります。というよりも、初回発作の場合には発作型不詳のケースの方が多いくらいです。ひきつけていたようですが、細かいところまで覚えていません。そういう場合が多いですよね。

　部分発作か否かわからない場合には、 表23 の下半分の評価項目を

JCOPY 498-22882

利用します。「てんかん性脳波異常」と「症候性成因」です。2項目とも陽性の場合、再発確率は60〜70％超です。一方、2項目とも陰性なら30％未満です。60％以上でてんかんと診断できますので、

てんかん性脳波異常・症候性成因　＝　てんかん

と診断することが可能です。

❁ ざっくりした診断

かなり複雑な話でしたね。「初めてのけいれん」について手順を追っていくと、結局、この3つを考えることになります。

急性症候性発作、てんかん、てんかん疑い

あくまで推測の域を出ませんが、初回発作でも診断を行うことが可能です。「てんかんかもしれないし、そうじゃないかもしれないし、よくわらかない」では、次の行動に移れません。未来を予測し、対処法があるなら行動する。そういう意味で、ざっくりで結構ですから、鑑別を行う価値があります。

では、「**対処法があるなら行動する**」にはどうすればよいのでしょうか。次のセクションで続けます。

てんかん専門医の心得 35

**リスク因子を勘案し
再発確率を求めよ**

文献

1) Camfield P, Camfield C. Special considerations for a first seizure in childhood and adolescence. Epilepsia. 2008; 49 Suppl 1: 40-4.
2) Berg AT. Risk of recurrence after a first unprovoked seizure. Epilepsia. 2008; 49 Suppl 1: 13-8.
3) Pohlmann-Eden B, Newton M. First seizure: EEG and neuroimaging following an epileptic seizure. Epilepsia. 2008; 49 Suppl 1: 19-25.
4) Hirtz D, Berg A, Bettis D, et al. Practice parameter: treatment of the child with a first unprovoked seizure: Report of the Quality Standards Subcommittee of the American Academy of Neurology and the Practice Committee of the Child Neurology Society. Neurology. 2003; 60: 166-75.

JCOPY 498-22882

初回発作　治療しますか

てんかんと診断された初回発作に対し、原則として治療は開始しない。
一定の条件のもと、治療開始が許容される場合もある。

初回発作で治療　メリットとデメリット

　ここまで「初めてのけいれん」への対応のうち、「診断」について述べてきました。「診断」がついたら、次は「治療」です。「てんかん」と診断したら治療を開始するのか。

　初回発作における治療開始についてメリット、デメリットを考えてみます 表24 。良い面もありますね。治療がうまくいけば、その後、発作を経験することなく、安全に暮らせます。服薬していれば大丈夫という安心感もあります。

　一方、デメリットもあります。治療により発作が減る、あるいは抑制する。そうした期待がありますが、薬が効いたかどうか、実は判定が難しいのです。治療開始後に発作頻度が減れば効果ありです。でも、発作はまだ1回しか経験していません。もともと、どの程度の発作頻度か、わかりませんね。服薬を開始して、しばらく発作がなかったとしましょ

表24 初回発作で治療開始　メリットとデメリット

メリット	発作再発の防止 発作再発の不安を軽減
デメリット	発作頻度が不明で、効果判定困難 無駄な服薬の可能性 副作用

う。半年とか、1年とか。薬が効いたのでしょうか。あるいは、服薬しなくても発作は出なかったのかもしれません。いま使用している薬剤が有用なのかどうか、わからなくなってしまいますね。服薬しなくても発作がないなら、その薬は無駄です。無駄かもしれない、と思いながら続けることになります。副作用の問題もありますしね。

☀ 初回発作で治療開始　無駄な治療かもしれない

そもそも、初回発作ではてんかんの診断そのものが「推計」の結果に過ぎません。 表23 （174 ページ）で再発の確率を「最大 80 ％」と推測することができますが、それでも 20 ％は再発しないという見方もできるわけです。もし、服薬を開始したら、20 ％の患者さんたちにとっては飲まなくてもよい無駄な薬剤となるのです。

メリットもありますが、デメリットもそれなりです。悩ましいですね。さあ、どうしますか。ここまで勝負は五分五分といったところでしょうか。では、次の一手を打って決着をつけましょう。

☀ 長期予後という視点

再発確率「80 ％」と推計され、その時点で抗てんかん薬を開始したとします。すると 80 ％の患者さんでは発作の予防に役立ちます。

では、薬を開始しなかったらどうなるか。80 ％の患者さんでは発作が再発するわけです。治療開始が遅れたことになります。

てんかんは慢性疾患です。長い目で見ましょう。問題は長期の予後です。治療開始の遅れが、将来、その患者さんに不利に働くかどうか。初回発作で治療を開始した場合と、2 回目の発作の後で治療を開始した場合。それぞれどうなるのか、両者の長期的な経過をみていくのです。

多くの研究からこのように考えられています[1-4]。

> 治療開始が初回発作後でも、2 回目の発作後でも、長期予後は同等

JCOPY 498-22882

短期の予後（2年以内）については差がありますが、長期的にみると、治療開始が早くても遅くても変わらないことが知られています[4]。つまり、こういうことです。

> 2回目の発作の後で治療を開始しても、手遅れにならない

こうした事情により、

2回目の発作の後で治療を開始する

ことが推奨されているのです[3, 4]。

☀ 初回発作で治療を開始する場合

原則はそうなんです。私もふだんは初回発作で薬は使いません。しかし、原則から外れることも、臨床ではしばしばありますよね。初回発作における治療は推奨されていませんが、じゃあ禁止かというとそうでもないのです。利益−不利益を比較して、利益が上回ると判断すれば治療開始は可能です。たとえば、どんな場合に治療開始が検討されるか。表25 に条件を示しました。

脳画像の異常、特に構造上の異常を伴う場合には発作再発のリスクがかなり高いと見込まれますので、治療開始を検討してみる価値があります。脳波も異常の程度を勘案して治療を考慮することができます。

初回発作が重積あるいは遷延性だった場合、2回目の発作も持続が長くなりやすいことが知られています[1, 4]。この場合も初回発作で治療開始を考慮してもよいでしょう。

身体的な条件としては、たとえばチアノーゼ性心疾患の合併例があげられます[3]。けいれんにより、全身への悪影響が心配ですね。

そのほか、社会的、心理的な個人の状況も考慮します。発作再発により職を失うかもしれないので治療して欲しい、と希望される患者さんがいたとしたら、どうしますか。2回目の発作が出てから治療しても、医

学的には遅くありません。しかし、社会的には「遅い」とも言えます。職を失う前に対策を立てる。それも、ありじゃないでしょうか。

受験前の中高生も同様ですね。治療を考慮する対象になります。

発作再発が心配で、毎日、怖くて外出できない。学校に行かせるのが怖い。そう言われたら、治療を考えてもいいのではないですか。心理的な悪影響を取り去って、毎日の生活で心配なく行動できるように配慮するのも医療の役目だと思います。私はそうしています。

表25 初回発作で治療開始を検討する場合

脳画像異常、脳波異常
重積発作
治療による利益が見込まれる（身体的、社会的、心理的）

（Camfield P, et al. Epilepsia. 2008; 49 Suppl 1: 40-4[3]）, Beghi E. Epilepsia. 2008; 49 Suppl 1: 58-61[4]）より）

てんかん専門医の心得 36

初回発作で治療開始
原則は推奨しないが
検討する場合もある

文献

1) Hirtz D, Berg A, Bettis D, et al. Practice parameter: treatment of the child with a first unprovoked seizure: Report of the Quality Standards Subcommittee of the American Academy of Neurology and the Practice Committee of the Child Neurology Society. Neurology. 2003; 60: 166–75.
2) Berg AT. Risk of recurrence after a first unprovoked seizure. Epilepsia. 2008; 49 Suppl 1: 13–8.
3) Camfield P, Camfield C. Special considerations for a first seizure in

JCOPY 498-22882

childhood and adolescence. Epilepsia. 2008; 49 Suppl 1: 40–4.
4) Beghi E. Management of a first seizure. General conclusions and recommendations. Epilepsia. 2008; 49 Suppl 1: 58–61.

エピローグ　てんかんの消失

　「初めてのけいれん」の患者さん。

　救急搬送されてきて「さあ　どうするか」。

　この本で企画したシチュエーションです。

　5つの章立てを展開しました。

第1章　けいれんはまだ続いているか

第2章　いつ、何をしているときに出現したか

第3章　どんな発作型か

第4章　脳波はどうか

第5章　てんかんと診断できるか

　ふだん私が体験している臨床現場を紙面で再現するという試みです。時間の流れを意識して構成し、みなさんにも追体験していただきました。

　第5章では「てんかん」と診断し、最終的には症例を選んで治療が始まっています。さて、これからどうなるのでしょうか。ずっと治療が続き、さらにその先です。

　てんかんの「終わり」はどこでしょうか。

　その答えになるかどうか。

　「てんかんの実用的臨床定義」（ILAE 2014年）[1, 2] では、「てんかんの消失」という考え方を紹介しています。 表21 （160ページ）の後半部分に、このように記載されていますね。

JCOPY 498-22882

1. 年齢依存性てんかん症候群を有していたが現在はその好発年齢を過ぎている
2. 過去 10 年間発作がなく、過去 5 年間に抗てんかん薬を服用していない

　第 1 項は BECTS や Panayiotopoulos 症候群を想定していると考えられます。これらの症候群は一定の年齢に達すると自然に治まります。好発年齢を過ぎていれば、「終わり」とみなしてよいということです。

　第 2 項は理解しやすいですね。このくらい長期に調子が良ければ「終わり」とみなしましょう。

　「終わり」と言っても、ここでは「消失」（resolved）という用語が使われています。「消失」の意味は、「てんかんを有していないという意味を含んでいるが、だからといっててんかんが再発しないことを保証するものではない」[1, 2] とされています。「治癒」とは意味合いが異なりますが、それでも「消失ですよ」とお墨付きをもらえば、患者さんは喜ぶでしょうね。

　救急車で搬送された「初めてのけいれん」の患者さん。これから長い付き合いになります。最終的には「消失」まで。

　てんかんの臨床は、この長い時間の流れを管理していく。それが私たちの仕事です。症状を分析し、判断し、未来に向けて計画を立て、実行する。私はこの仕事に誇りを持ち、生きがいを感じ、そして感謝しています。みなさんも仲間に加わりませんか。

文献

1) Fisher RS, Acevedo C, Arzimanoglou A, et al. ILAE official report: a practical clinical definition of epilepsy. Epilepsia. 2014; 55: 475–82.
2) 日本てんかん学会ガイドライン作成委員会. てんかんの実用的臨床定義（ILAE official report）. てんかん研究. 2015; 32: 579–88.

症例一覧

症例番号	掲載ページ	最終診断
1	6	頭部打撲後けいれんの重積状態
2	9	Panayiotopoulos 症候群
3	15	benign neonatal sleep myoclonus
4	16	Panayiotopoulos 症候群
5	28	高インスリン血性低血糖症
6	36	前頭葉てんかん
7	39	身震い発作
8	44	カテコラミン誘発性多型性心室頻拍症
9	49	図形過敏性
10	50	図形過敏性、若年ミオクロニーてんかん
11	50	図形過敏性
12	55	もやもや病
13	61	低血糖症
14	65	低血糖症（疑）
15	69	若年ミオクロニーてんかん
16	86	Panayiotopoulos 症候群
17	105	心因性非てんかん性発作
18	108	prolonged nonepileptic twilight state with convulsive manifestations after febrile convulsions
19	124	urge syndrome

JCOPY 498-22882

てんかん専門医の心得　一覧

番号	ページ	心得	解説
1	4	けいれんは まだ続いているか もう止まったか	けいれんで救急搬送された患者では、けいれんが続いているのか、止まっているのか初期診療で判断する。続いていれば重積である。
2	7	静かな発作 見落とすな	四肢にけいれんがなくても発作が続いていることがあり、これは重積状態である。
3	11	開眼か、閉眼か しっかり眼を見よ	発作が続いている場合には、通常は開眼している。閉眼していたら終了した可能性が高い。
4	17	陽性症状を探せ	てんかんなら、どこかに陽性症状があるはず。
5	20	重積治療 出遅れるな	発作持続が5〜10分では積極的に治療介入を行う。抗けいれん薬静注薬が原則である。
6	29	救急車でけいれん てんかんと思い込むな	てんかんよりも緊急度の高い急性症候性発作を見逃さないことが肝要である。
7	34	いつ 何をしているとき	発作の直前の状態を確認すれば、診断精度が飛躍的に向上する。
8	38	覚醒時か 睡眠時か	目が覚めているか、眠っているか。いつ発作が出たのか。タイミングを確認する。

番号	ページ	心得	解説
9	41	何をしているとき 発作の直前を確認せよ	覚醒時の発作では、直前の行動や環境が発作に影響していないかどうか、確認が必要である。
10	45	運動中 てんかん発作は稀	運動中にてんかん発作は稀であり、より重篤な循環器疾患の鑑別を優先させる。
11	48	世間は危険な光刺激で あふれている	発作の直前に点滅する光刺激（テレビやゲームなど）がなかったかどうか、確認しておく。
12	53	呪文を唱えよ いつ　何をしているとき	光や図形刺激による発作は、直前の様子を執拗に質問しなければ診断できない。
13	58	何をしているとき 場面を想像せよ	問診では目撃者からの話を聴いて、患者が発作を起こしている状態を想像しよう。
14	66	発作の前 元気だったか	発作の直前に元気がなかったら、体調不良に伴う急性症候性発作かもしれない。
15	72	頭部打撲 原因か結果か 総合的に判断せよ	けいれんで転倒して頭部を打撲することがある。一方で頭部打撲後けいれんもあり得る。総合的に考察すれば、両者を鑑別することができる。
16	79	発作中 時間の流れを確認せよ	目撃者は派手な症状しか記憶にない。医師自身が時間の流れを意識して目撃者に質問する。

JCOPY 498-22882

17	82	嘔吐 タイミングは　いつか	けいれん出現前に嘔吐を認めたら、その嘔吐はてんかん発作そのものの可能性がある。
18	87	時間の流れを確認せよ 二次性全般化発作 Panayiotopoulos 症候群	発作の始まりから終わりまで、どの症状がどんな順番に出現したか。詳細に経過を確認することにより、症候学的に診断が可能になる。
19	90	ぼーっとする発作の鑑別 一に症候学 二に脳波	意識減損をきたす発作は症候学的に鑑別することが可能である。ときに、鑑別困難な場合もあり、その際には脳波を参考とする。
20	93	ぼーっとする発作 見過ごすな	意識減損のみの発作では本人の自覚が乏しく、周囲の人も発作の存在に気づきにくい。
21	97	発作の様相 身振りで真似てみよ	どんな「けいれん」なのか。身振りで真似できるくらいになれば、診断精度が高くなる。
22	102	発作徴候 右か左か 意識して観察せよ	発作中の症状に左右差があれば重要な所見である。左右差に再現性があれば、側方徴候ととらえる。
23	106	けいれん直後 瞬時に回復したら 怪しい	けいれん終了後には眠ったり、もうろう状態となる。直後に回復する場合は心因性非てんかん性発作かもしれない。

番号	ページ	心得	解説
24	109	閉眼し、四肢硬直 発作時脳波が必要	熱性けいれんの発作後に閉眼し四肢の硬直が続くことがある。診断確定には発作時脳波が必要である。
25	117	発作間欠期脳波 過信するな	発作間欠期の脳波は参考程度に見る。偽陽性・偽陰性ともに多いので、脳波のみでは確定できない。
26	123	脳波異常が出ない それには訳がある	脳波は記録法を工夫することにより、異常検出率を上げることができる。
27	128	脳波検査が誤診を生む	脳波の適応がない病態では検査の実施を慎むべき。
28	134	熱性けいれんに脳波 とっても、とらなくても 未来は変えられない	熱性けいれんに脳波異常を検出したとしても、具体的な医療管理は実施できない。脳波検査によって予後を変えるような医療行動はとれない。
29	140	小児慢性頭痛 脳波は推奨しない	小児の慢性頭痛に対する脳波検査はルーチンには推奨されない。
30	146	てんかんに脳波検査 場面ごとに 取り扱いが異なる	脳波・臨床症候群では脳波所見が重要であるが、他の病型ではそれほど重視されない。各々の病型ごとに脳波の利用方法は異なる。
31	154	初めてのけいれん 緊急度を考慮し 鑑別せよ	初回のけいれんでは、緊急度の高い病態から順に鑑別していく。てんかんの頻度は高いが、緊急度は高くない。

JCOPY 498-22882

32	159	初回発作でも てんかん かもしれない	初回発作で急性症候性発作を否定したら、てんかんの初発の可能性を検討する。
33	164	初回発作 再発リスク高ければ てんかん	初回発作後、2回目の発作が出現する確率を推測する。再発リスクが高ければ、初回発作の時点でてんかんと診断することが可能である。
34	170	脳侵襲あり acute symptomatic か remote symptomatic か	脳侵襲とけいれんとの時間的関係を確認する。急性期の発作と回復期の発作では臨床的意味づけが異なる。
35	175	リスク因子を勘案し 再発確率を求めよ	初回発作後、リスク因子を検討すれば2回目の発作が出現する確率を推計することができる。
36	180	初回発作で治療開始 原則は推奨しないが 検討する場合もある	初回発作をてんかんと診断しても、その時点では原則として治療を開始しない。しかし、一部の症例では治療開始が許容される場合もある。

索　引

和文

●著者略歴 ∙∙

榎　日出夫（えのき　ひでお）

聖隷浜松病院てんかんセンター長 兼 小児神経科部長

1961 年　岡山市生まれ
1986 年　岡山大学卒業
1990 年　岡山大学大学院修了

• 岡山大学医学部小児神経科で故・大田原俊輔教授にてんかん学の指導
を受ける。
• 東京大学大学院認知・言語神経学で神経心理学の研究に従事。
• 聖隷浜松病院で包括的てんかんセンターを立ち上げる。
• 小児科専門医、小児神経専門医、てんかん専門医・指導医、頭痛専門
医、漢方専門医、日本臨床神経生理学会専門医（脳波分野）、日本
EMDR 学会認定 part 2 トレーニング修了。
• 日本小児神経学会理事、日本てんかん学会評議員、日本臨床神経生理
学会代議員を務める。

初めてのけいれん　さあどうするか　　　ⓒ

発　行　2017 年 4 月 10 日　1 版 1 刷
　　　　2019 年 7 月 20 日　1 版 2 刷

著　者　榎　日出夫

発行者　株式会社　中外医学社
　　　　代表取締役　青木　滋

〒 162-0805 東京都新宿区矢来町 62
電　話　　（03）3268-2701（代）
振替口座　00190-1-98814 番

印刷・製本 / 三和印刷（株）　　　＜KS・SH＞
ISBN978-4-498-22882-5　　　Printed in Japan